AF299062

L'ULCÉRATION

DES

PILIERS DU VOILE DU PALAIS

DANS LA FIÈVRE TYPHOÏDE

PAR

Le Dr André SCHAEFER

ANCIEN INTERNE DES HOPITAUX DE PARIS

PARIS

ASSELIN ET HOUZEAU

LIBRAIRES DE LA FACULTÉ DE MÉDECINE

Place de l'École-de-Médecine

1899

L'ULCÉRATION

DES PILIERS DU VOILE DU PALAIS

DANS LA FIÈVRE TYPHOÏDE

L'ULCÉRATION

DES

PILIERS DU VOILE DU PALAIS

DANS LA FIÈVRE TYPHOÏDE

PAR

Le Dr André SCHAEFER

ANCIEN INTERNE DES HOPITAUX DE PARIS

PARIS

ASSELIN ET HOUZEAU

LIBRAIRES DE LA FACULTÉ DE MÉDECINE

Place de l'École-de-Médecine

1899

L'ULCÉRATION

DES

PILIERS DU VOILE DU PALAIS

DANS LA FIÈVRE TYPHOÏDE

INTRODUCTION

On observe quelquefois chez les dothiénentériques, à une période assez rapprochée du début, une ulcération superficielle, localisée spécialement sur les piliers antérieurs du voile du palais, souvent bilatérale et symétrique. Cette ulcération paraît avoir échappé aux anciens cliniciens qui ont fixé la symptomatologie de la fièvre typhoïde, à Louis, Chomel, Griesinger, Murchison, etc. Nettement signalée pour la première fois par Bouveret en 1876, elle a été l'objet d'une communication de Duguet en 1883. Depuis lors, plusieurs auteurs, se plaçant surtout au point de vue de la clinique, en ont publié des observations nouvelles ou ont essayé d'en fixer la symptomatologie.

L'ulcération des piliers du voile du palais dans la fièvre typhoïde n'est donc pas inconnue actuellement de beaucoup de médecins, et cependant, quand on lit les manuels ou traités de pathologie interne, on est étonné de la voir à peine mentionnée, sinon complètement oubliée. Elle est pourtant intéressante sous plus d'un rapport : survenant à une période peu avancée de la dothiénentérie, elle pourrait être prise, par qui ne la connaîtrait pas suffisamment, pour la manifestation d'une autre maladie, la tuberculose, la syphilis, par exemple, et elle égarerait le diagnostic. Celui qui la connaît, au contraire, pourra baser sur elle un diagnostic certain.

Ayant eu l'occasion d'en observer un certain nombre de cas, nous avons cru intéressant de les étudier et de les comparer à ceux qui ont déjà été publiés. L'étude bactériologique de cette ulcération n'avait pas encore été faite d'une façon méthodique. C'est une lacune que nous avons essayé de combler.

Après un historique qui sera aussi complet que possible, nous ferons la symptomatologie de cette ulcération. A propos du diagnostic, on verra que, loin de pouvoir être confondue avec d'autres pertes de substance plus ou moins analogues, elle sera suffisante, au contraire, dans certains cas, pour faire affirmer l'existence d'une fièvre typhoïde. L'étude bactériologique nous permettra ensuite d'élucider la question encore non résolue de l'existence ou de l'absence du bacille d'Eberth au niveau de ces ulcérations. C'est donc en nous basant à la fois sur la clinique et sur des recherches de laboratoire que nous essaierons, pour finir, d'établir la pathogénie des ulcérations du voile du palais dans la fièvre typhoïde et de fixer le rang qu'elles doivent occuper parmi les manifestations multiples qui peuvent se produire au niveau de la gorge dans le cours de la dothiénentérie.

Avant d'entrer en matière, nous sommes heureux de remercier publiquement les maîtres éclairés qui nous ont guidé depuis le début de nos études médicales.

Nous avons eu le bonheur, dès nos premières visites à l'hôpital, de profiter de l'enseignement si suivi de M. le Dr Barth : c'est à lui que nous devons nos premières notions de médecine. Nous avons pour ce savant maître, qui nous traita toujours en ami, la plus vive affection et l'admiration la plus profonde.

Son assistance dans les circonstances les plus douloureuses de notre vie a encore augmenté, avec notre reconnaissance, le respectueux attachement que nous avons pour lui.

Nous conserverons toujours un pieux souvenir aux mémoires respectées du professeur Straus et du docteur Hanot, dont nous sommes fier d'avoir été l'externe et que nous réunissons aujourd'hui dans un même culte de vénération et de regrets. Ils aimaient leurs élèves comme des membres de leur famille. L'affection particulière dont nous honorait le docteur Hanot nous a rendu encore plus pénible sa mort prématurée.

Nous avons passé notre première année d'internat dans le service du docteur Auguste Voisin, enlevé malheureusement aujourd'hui à l'affection de sa famille et de ses amis. Nous garderons toujours le souvenir de la bonté qu'il nous témoignait depuis de longues années. C'est à lui que nous devons d'avoir eu l'occasion rare d'étudier de près les vésanies et d'utiliser les riches matériaux qu'offre à l'étude de la pathologie nerveuse l'hospice de la Salpêtrière.

M. le Dr Josias nous fit bénéficier ensuite, à l'hôpital Trousseau, de sa grande connaissance des maladies infantiles. Nous le remercions particulièrement de l'initiative qu'il nous laissa dans son service.

M. le Dr Doléris nous apprit les accouchements et la gynécologie. Qu'il veuille bien accepter l'expression de notre reconnaissance pour l'intérêt qu'il continue de nous porter.

Nous prions M. le Dr Darier de recevoir tous nos remerciements pour la bienveillance qu'il nous a témoignée et qu'il nous manifeste encore en nous associant à ses travaux. Étudier la pathologie cutanée sous un tel maître a été pour nous une faveur dont nous lui demeurons profondément reconnaissant.

M. le Dr Letulle, qui attira notre attention sur les ulcérations étudiées dans ce travail, nous a toujours fait l'accueil le plus aimable ; nous nous réjouissons de finir notre internat dans son beau service de Boucicaut, où il nous donne tous les jours l'exemple du médecin qui à l'amour de la science joint un dévouement sans bornes aux malades, et sait, par les consolations de toutes sortes qu'il leur prodigue, leur donner l'espoir, précurseur de la guérison.

Nous adressons nos plus vifs remerciements à tous nos autres maîtres, à M. le Dr Bazy, qui nous enseigna le premier la chirurgie, à M. le Dr Chauffard, qui nous facilita l'entrée de son service à l'hôpital Cochin, et nous fit profiter de son brillant enseignement, à M. le Dr Arrou, qui nous traita toujours en ami, à MM. les Drs Suchard et Gombault, qui nous apprirent les éléments de l'histologie normale et pathologique, à M. le Dr Roux, à MM. les Drs Michaux, Louis Guinon, Legueu, Potocki, de Gennes, Morestin, Mosny, Souques, Triboulet, Soupault, Boix, Macaigne, Veillon, Thiercelin, qui nous guidèrent de leurs leçons ou de leurs conseils.

Nous sommes heureux, enfin, de répéter à nos éditeurs, MM. Asselin et Houzeau, combien leur longue amitié nous honore, et de les assurer de notre plus grande affection.

Que M. le professeur Hutinel, qui nous fait l'honneur d'accepter la présidence de cette thèse, veuille bien agréer le témoignage de notre profonde reconnaissance.

HISTORIQUE

Il y a déjà longtemps que l'attention des auteurs a été appelée sur les altérations du pharynx au cours de la fièvre typhoïde. Les anciens cliniciens, Louis, Chomel, Bouillaud, etc., connaissaient l'angine érythémateuse du début, les manifestations diphtériques qu'on peut observer dans le cours de la maladie ; ils ont aussi parlé de certaines ulcérations, souvent profondes, qui peuvent se produire dans le pharynx comme dans le larynx, et surtout remarquables par les phénomènes graves auxquels elles peuvent donner naissance (laryngo-typhus, pharyngo-typhus). Néanmoins on se rend compte rapidement en les lisant que les ulcérations superficielles, localisées d'une façon si spéciale sur les piliers antérieurs du voile du palais, qui font l'objet de ce travail, leur sont restées inconnues. Leurs écrits tout au moins ne les mentionnent pas.

On rappelle souvent qu'Huxham, en 1768, dans son *Essai sur les fièvres*, avait signalé l'apparition possible d'ulcérations de la gorge au cours de la fièvre typhoïde ; il leur donne le nom d'aphtes et dit qu'elles sont « suivies de difficulté d'avaler, de douleur et d'ulcération de la gorge ». Cette description manque trop de précision pour retenir davantage l'attention.

Plus tard, Forget, dans son Traité de l'entérite folliculeuse, parle de nouveau de ces manifestations « aphteuses », mais sa description rapide est encore trop vague pour qu'on puisse savoir exactement quels phénomènes il avait en vue.

Louis, qui passe à juste titre pour avoir le premier bien

décrit certaines ulcérations de la gorge dans la fièvre typhoïde, ne paraît pas avoir eu connaissance de l'exulcération des piliers du voile du palais. Les ulcérations dont il parle n'ont jamais été étudiées par lui sur le vivant. C'est dans les autopsies qu'il a rencontré, dans un certain nombre de cas, toujours à une époque tardive de la dothiénentérie, des ulcérations ordinairement nombreuses, profondes, siégeant en bas et sur les côtés du pharynx, accompagnées d'altérations plus ou moins étendues des parties voisines, telles que l'épiglotte, la base de la langue, les cartilages du larynx.

La plupart des auteurs qui ont écrit après Louis, et parmi ceux-ci Hoffmann, Murchison, Béhier et Hardy, ont toujours en vue les manifestations gutturales de Louis et n'ont laissé dans leurs ouvrages aucune description de la forme spéciale qui nous occupe. Lasègue, qui « rapproche des maux de gorge toxiques les angines qui se déclarent si souvent à une période avancée de la fièvre typhoïde », ne dit pas un mot des ulcérations des piliers du voile.

Si on laisse de côté une étude très confuse de Nonat en 1843, il faut arriver à une observation de Bouveret pour en trouver la première bonne description.

Bouveret, alors interne de Desnos à la Pitié, dans un cas de fièvre typhoïde, constata sur la muqueuse des piliers antérieurs du voile du palais, à leur union avec la partie principale du voile, deux ulcérations symétriques et présentant toutes deux les mêmes caractères.

Le malade porteur de ces ulcérations, qui en était au neuvième jour d'une dothiénentérie, avait attiré l'attention sur sa gorge en se plaignant de douleurs au moment de la déglutition. Bouveret insiste sur le caractère symétrique des deux ulcérations : ovalaires, obliques suivant la direction des piliers antérieurs, longues de 15 millimètres et larges de 8 à 10 millimètres environ, elles dépassaient en profondeur le revêtement épithélial. Il en décrit les bords rouges, vivement congestionnés, le fond présentant une teinte gris jaunâtre. Il n'existait aucun enduit, aucune fausse membrane pouvant se détacher ; il n'y avait pas d'engorgement appréciable des ganglions sous-maxillaires. La guérison survint en quelques jours, tandis que la fièvre typhoïde continuait d'évoluer normalement. Bouveret rapproche ces ulcérations de celles de l'intestin.

Cette publication de Bouveret, parue dans les *Annales des maladies de l'oreille et du larynx*, ne fixa pas suffisamment l'attention, et c'est sept ans après que Duguet en publie de nouvelles observations.

Il relate trois cas où se montrèrent, avec les mêmes caractères, les ulcérations décrites par Bouveret. Il cite le cas typique d'un malade, interne provisoire à l'hôpital Saint-Antoine, « pour lequel on parlait déjà de phtisie aiguë au début », alors qu'il s'agissait d'une fièvre typhoïde, qui présentait sur le pilier antérieur droit une ulcération, comparable à « une aphthe immense ». C'était une ulcération superficielle, indolente, de la dimension d'une pièce de cinquante centimes, taillée comme à l'emporte-pièce, cependant sans relief apparent.

Dans une autre observation, il s'agissait d'un malade âgé de vingt-huit ans, qui présentait deux ulcérations symétriques au niveau des deux piliers ; comme précédemment, le bord de ces ulcérations était régulier, entouré d'une auréole rouge.

Dans la troisième observation il était question d'un dothiénentérique de vingt-cinq ans, porteur d'une ulcération du pilier antérieur droit, qui guérit au bout de dix jours. Contrairement à ce qui avait eu lieu dans les deux cas précédents, le malade présentait quelques troubles douloureux au moment de la déglutition. Le début, pour ces trois cas, s'était montré respectivement les cinquième, huitième et quatorzième jour, précédant dans deux cas l'apparition des taches rosées lenticulaires.

Au moment de la discussion qui suivit, à la Société médicale des Hôpitaux, la communication de M. Duguet, MM. Féréol, Landouzy, Du Castel, Lacombe, déclarèrent avoir observé des cas analogues. Précédemment Lecorché, dans ses *Études médi-*

cales, avait publié deux observations comparables, mais non typiques. Il insistait néanmoins sur ce fait que l'on peut constater dès le début de la dothiénentérie une angine ulcéreuse.

Dans la thèse de Derignac, qui avait précédé de quelques semaines le mémoire de M. Duguet et qui est intitulée : **Étude sur les déterminations de la fièvre typhoïde sur le pharynx et l'isthme du gosier**, on trouve plusieurs observations qui sont des exemples très nets d'ulcérations des piliers du voile dans la fièvre typhoïde. Malheureusement, dans le texte l'auteur ne semble y attacher aucune importance et confond dans une même description toutes les ulcérations qu'on observe sur le pharynx dans le cours de la dothiénentérie.

La même année, Rappin cite un cas où cette manifestation fut « pour ainsi dire, la seule localisation du processus typhique ».

Les observations des auteurs français attirèrent l'attention des médecins allemands et furent le point de départ de plusieurs mémoires. En 1884, le professeur Kussmaul observe un cas dans lequel l'ulcération du voile du palais fut prise pour une lésion tuberculeuse et donna lieu à une erreur de diagnostic qui fut reconnue seulement à l'autopsie, le malade étant mort de perforation intestinale ; ce cas fut plus tard l'objet de la thèse de Schott, à Strasbourg.

L'année suivante, Wagner ajoute trois nouvelles observations aux précédentes. Passant en revue les différentes manifestations gutturales qu'on peut rencontrer dans la fièvre typhoïde, il donne aux ulcérations qui nous occupent le nom d'angine typhique spécifique.

Enfin, en 1886, Cahn, s'étant livré à l'étude particulière de ces ulcérations, prétend qu'on les trouverait plus fréquemment si on en pratiquait la recherche d'une façon systématique. Il fait remarquer aussi qu'elles apparaissent de bonne heure et les oppose à certaines ulcérations de la langue, par compression dentaire, qui surviennent tardivement chez quelques typhiques.

Vonwiller publie, en 1889, un travail d'ensemble sur la

question et le fait suivre de sept observations personnelles.

Sans entrer dans le détail de ces observations, qui toutes présentent une complète analogie avec celles de Duguet et de Bouveret, nous nous bornerons à donner les conclusions que Vonwiller en tire. L'angine ulcéreuse superficielle des piliers du voile est, pour lui, une affection du pharynx spéciale à la fièvre typhoïde et qui survient, en général, dans le deuxième septénaire. Sa durée varie de quelques jours à deux semaines; elle disparaît sans laisser de traces. Elle n'est pas dangereuse par elle-même et n'entraîne aucune conséquence particulière pour le pronostic de l'affection primitive. Elle peut s'observer aussi bien dans les cas bénins que dans les graves; Vonwiller fait néanmoins remarquer que dans ses sept observations personnelles il y a surtout des cas graves. Le diagnostic, pour lui, s'impose; on ne pourrait croire à une manifestation tuberculeuse qu'au cas où les phénomènes de bronchite typhoïdique prédomineraient aux sommets pulmonaires.

A Lyon, ces mêmes ulcérations ont été l'occasion de deux travaux parus en 1895, un mémoire de Devic et une thèse de Fohanno. Le mémoire de Devic est ce qui a paru de plus complet sur la symptomatologie des ulcérations du voile du palais. Malheureusement, l'auteur étudie en même temps et considère comme aussi importantes les ulcérations de la langue dues aux chicots, qui sont, comme l'avait déjà dit Cahn, plus tardives et peuvent se rencontrer non seulement dans d'autres pyrexies, mais encore chez des individus dont la santé générale est intacte.

On trouve dans la thèse de Fohanno une étude intéressante de la fréquence relative des diverses ulcérations de la bouche dans la dothiénentérie. Il a observé les ulcérations des piliers du voile onze fois sur treize cas d'ulcérations bucco-linguales.

Tel est l'historique complet de la question au point de vue clinique. Les quelques recherches bactériologiques dont elles ont été l'objet seront signalées plus loin.

CLINIQUE

Date d'apparition de l'ulcération des piliers du voile du palais. — L'époque de l'apparition de l'ulcération est très variable ; tantôt, en effet, elle peut se montrer dans les premiers jours de la dothiénentérie, précéder les taches rosées lenticulaires, comme Duguet, Lecorché, Vaisson l'ont signalé depuis longtemps et comme nous l'avons observé nous-même (observation personnelle IV), ce qui explique que dans ces cas on ait pu faire une erreur de diagnostic, semblable à celle dont parle Schott dans sa thèse inaugurale (ulcération typhique prise pour une lésion tuberculeuse); tantôt, et le plus souvent, elle apparaît pendant le deuxième septénaire de la maladie ; très rarement enfin on a pu assister à un début plus tardif. Dans l'observation VI les ulcérations des piliers antérieurs ont été observées au moment d'une rechute, mais elles existaient peut-être déjà auparavant.

Ce n'est qu'exceptionnellement qu'elles n'apparaissent pas de bonne heure. Sur ce point Devic est encore plus catégorique : « Ces ulcérations, dit-il, doivent apparaître de bonne heure, elles ne surviennent jamais à une période avancée. Quand, arrivé au milieu du second septénaire de sa maladie, un typhique ne présente pas d'ulcérations bucco-linguales, on peut être sûr qu'on ne les observera pas ultérieurement. »

Siège. — Le siège de l'ulcération est tout à fait spécial. Presque toujours c'est sur les piliers antérieurs, à leur union avec le voile du palais, qu'on peut la constater. Chez un de nos malades (observation V) l'ulcération, qui était unique, siégeait sur le pilier postérieur gauche. Fohanno avait déjà signalé la possibilité de rencontrer l'ulcération sur le pilier postérieur.

Mais dans le cas qu'il rapporte il y avait en même temps des lésions analogues sur les piliers antérieurs.

Description. — La lésion peut être unique ; quelquefois elle se compose d'une série de petites ulcérations, susceptibles de se réunir ; la règle est la disposition symétrique sur les deux piliers antérieurs. Il faut, pour découvrir ces lésions, abaisser avec soin la base de la langue en éclairant suffisamment la région de l'isthme du gosier. Il est souvent nécessaire d'enlever avec un tampon de coton mouillé les mucosités ou fuliginosités qui recouvrent les piliers.

Lorsqu'on examine la gorge avant la formation de l'ulcération, on constate seulement une légère hyperémie de la muqueuse avec des arborisations vasculaires, ou une teinte opaline spéciale. Très rapidement, — c'est un de ses caractères importants, — apparaît l'ulcération avec son aspect particulier. Elle est ovalaire, oblique en bas et en dehors. Les dimensions moyennes varient entre 6 et 20 millimètres de longueur sur 4 à 12 millimètres de largeur. La lésion est superficielle ; c'est plutôt une exulcération qu'une ulcération vraie, ainsi que le montre bien la marche du processus.

Quelquefois, sans être profonde, elle semble comme taillée à l'emporte-pièce ; c'est un aspect dû surtout à la régularité de ses bords, qui sont rouges, vivement congestionnés. Souvent, il y a tout autour une zone d'hyperémie de 2 ou 3 millimètres. Le fond présente une teinte gris-jaune ou gris-rosé ; il est presque toujours lisse ; parfois il a un aspect granité, qu'il doit probablement à la saillie des glandules. Il n'y a à sa surface ni fausse membrane, ni enduit pultacé. Il n'existe ordinairement pas d'engorgement ganglionnaire appréciable. Quelquefois cependant on rencontre un ou deux petits ganglions sous-maxillaires, qui restent tuméfiés tant que la cicatrisation n'est pas obtenue. Mais le malade ne s'en plaint pas.

D'ailleurs, le plus souvent aucun symptôme fonctionnel n'at-

tire l'attention sur ces ulcérations, et elles doivent être recher-
chées de parti pris. On peut cependant être averti par des
troubles dysphagiques qu'accuse le malade. Il trouve que sa
gorge est sèche et est le siège de picotements : il a du mal à
avaler. Souvent il y a alors en même temps de la pharyngite
sèche, si commune chez les typhiques (angine granuleuse
aiguë, Bonnefond). D'une façon générale il n'existe pas de
phénomènes douloureux.

Marche et durée. — L'ulcération, surtout si elle n'est pas
traitée, s'accroît pendant deux ou trois jours. Elle se creuse un
peu, mais elle n'a pas de tendance à s'étendre en surface.
Duguet l'a vue une fois gagner assez en profondeur pour per-
mettre de distinguer nettement les fibres musculaires verticales
sous-jacentes du pilier antérieur.

Ordinairement l'ulcération s'arrête rapidement dans sa pro-
gression ; elle se comble peu à peu, et au bout d'un temps plus ou
moins long, quinze jours au maximum, la place de ces ulcérations est méconnaissable ou se traduit seulement par un léger
dépoli de la muqueuse, que peut d'ailleurs reconnaître seul celui
qui a suivi la marche de la lésion. La durée moyenne est d'une
dizaine de jours. Nous n'avons pas retrouvé dans les observations qui ont été publiées, ni chez les malades que nous
avons nous-même soignés, la marche régulière, qui a frappé
M. Tripier et M. Devic et qui leur fait dire que les ulcérations
du voile du palais ont une évolution parallèle à celle des ulcérations intestinales. Pour ces auteurs, elles persisteraient avec
tous leurs caractères, sans tendance à la cicatrisation, tant que
durent les lésions des plaques de Peyer, et ne commence-
raient à diminuer d'étendue et de profondeur que lorsque dans
ces dernières apparaît le travail de réparation.

Quoi qu'il en soit de leur durée, ces ulcérations se terminent
toujours sans complications, en ne laissant à leur suite ni
paralysie du voile, ni aucune cicatrice. Mentionnons cependant qu'en 1894, Burton Fauning, au début de la convalescence d'une fièvre typhoïde, a constaté « par hasard » sur le.

pilier antérieur une perforation qu'il ne sut à quoi attribuer.

En même temps que les ulcérations des piliers on peut en observer d'autres dans la cavité buccale. Devic et Fohanno ont vu plusieurs fois des ulcérations siégeant à la base de la langue et répondant exactement par leur disposition à des lésions symétriquement placées sur les piliers. On peut rencontrer aussi des ulcérations situées sur les bords de la langue ; elles correspondent toujours à des dents cariées et n'ont pas la signification clinique ni surtout l'importance diagnostique que l'on peut attribuer aux ulcérations qui nous ont occupé. Notre maître M. Letulle a vu, en même temps que des lésions du pilier antérieur, une ulcération localisée à la lèvre inférieure. Toutes ces ulcérations de sièges divers sont beaucoup moins fréquentes que celles du voile.

Enfin, les exulcérations des piliers du voile ne sont pas exclusives des autres variétés d'angines qu'on rencontre dans la fièvre typhoïde, telles que l'angine catarrhale, pultacée quelquefois, du début, l'angine folliculaire ulcérative de la fin, l'angine diphtérique. Nous avons observé un dothiénentérique présentant sur le pilier antérieur droit l'ulcération de Bouveret-Duguet et en même temps une angine pseudo-membraneuse à staphylocoque de tout l'isthme du gosier, ayant encapuchonné la luette. Il est remarquable que le muguet, qui peut se développer chez les typhiques indépendamment de toute ulcération des piliers du voile, mais qui a été aussi observé en même temps (Duguet, Damaschino), a précisément comme siège de prédilection chez les typhiques toute la région de l'isthme du gosier, et est très rare sur les joues, la langue, les gencives et les lèvres (Duguet).

DIAGNOSTIC

L'exulcération des piliers du voile du palais dans la fièvre typhoïde est tellement typique, qu'on pourrait se dispenser de faire un chapitre spécial de diagnostic. Celui qui la connaît n'hésitera jamais en la voyant. Si nous parlons maintenant d'ulcérations buccales avec lesquelles on pourrait la confondre, c'est surtout en souvenir des erreurs auxquelles elle a donné lieu, car, loin de pouvoir être confondue avec des ulcérations plus ou moins analogues, elle est par elle-même assez caractéristique pour servir au diagnostic de la dothiénentérie elle-même.

M. Duguet a comparé l'ulcération typhique du voile à un aphte immense, et les premiers auteurs qui ont signalé, d'ailleurs très vaguement, les ulcérations qu'on peut observer au niveau de la gorge pendant la fièvre typhoïde leur donnent le nom « d'aphthes ». Il est probable, s'ils ont eu réellement en vue les manifestations que nous avons étudiées, qu'ils ont été surtout frappés de la bénignité de l'exulcération et que c'est à cause d'elle qu'ils ont parlé d'aphtes.

Les aphtes vrais sont, en effet, faciles à reconnaître. Ils débutent par des vésicules grisâtres, opalines, qui se rompent bientôt et sont remplacées par des ulcérations petites, circulaires, cupuliformes, au fond desquelles se trouve « une sorte de pseudo-membrane grisâtre ou jaunâtre, véritable exsudat pelliculaire » (Damaschino). On ne reconnaîtra pas là, ni les caractères, ni la marche de l'exulcération typhique. De plus, les aphtes se localisent rarement exclusivement au niveau de l'isthme du gosier ; on les trouve surtout sur la face interne des lèvres, dans les sillons gingivo-labiaux, sur la pointe, les bords, ou au niveau du frein de la langue, derrière l'arcade dentaire supérieure et sur la voûte palatine. Ils s'accompagnent d'une sputation abondante, qui contraste avec la sécheresse de la bouche et la diminution de la salivation des typhiques. Ils sont en outre très douloureux et gênent la mastication.

Presque tous les auteurs qui se sont occupés de la question insistent sur la possibilité de confondre l'exulcération typhique avec une ulcération tuberculeuse. Une observation de Derignac nous montre M. Landouzy très hésitant en face d'un typhique probable, porteur d'une ulcération du voile et qui présentait à l'auscultation « des râles fins et humides assez abondants dans les deux côtés de la poitrine, avec tendance à la localisation aux sommets. » Cette erreur fut faite nettement par le professeur Kussmaul, de Strasbourg (thèse de Schott). L'ulcération tuberculeuse a des caractères qui permettront de la distinguer, même avec des symptômes généraux plus ou moins analogues, de l'exulcération typhique. Elle a une forme irrégulière, ses bords sont souvent décollés, on aperçoit dans la zone environnante des granulations blanc-jaunâtre qui forment relief.

Les plaques muqueuses ont, en général, une teinte blanche opaline, porcelanique (Fournier) ; quand elles sont exulcérées, elles sont toujours moins profondes que les exulcérations typhiques et se recouvrent d'une pseudo-membrane fibrineuse. Elles siègent rarement exclusivement sur les piliers et sont précédées d'un accident primitif et de la roséole.

Le chancre buccal est le plus souvent papuleux ; il repose sur une base indurée. L'adénopathie qui l'accompagne est considérable et précoce.

L'herpès est caractérisé par des vésicules fugaces, remplacées bientôt par des points blancs faciles à détacher, laissant à leur place une érosion très petite, à cicatrisation rapide. En supposant que l'herpès soit exclusivement localisé aux piliers et qu'il n'y ait ni herpès labial, ni herpès d'une autre région, il sera toujours facile de ne pas faire une erreur de diagnostic.

La stomatite et l'angine ulcéro-membraneuses sont caractérisées par des ulcérations fongueuses saignant facilement, entourées d'une muqueuse boursouflée, tuméfiée; la salivation est abondante ; leur siège n'est pas celui de l'exulcération typhique.

C'est pour mémoire seulement et parce que d'autres l'ont fait avant nous, que nous parlerons des ulcérations provoquées par l'hydrargyrisme, qui, quel que soit leur siège, s'accompagnent toujours de ptyalisme où des exulcérations de la gorge dues aux préparations antimoniales, au tartre stibié, ou encore à l'acide salicylique et à l'acide phénique.

Aucune de ces lésions n'est en réalité susceptible de donner le change, car le diagnostic de l'exulcération des piliers du voile du palais sera toujours facile, à cause même de ses caractères, de sa localisation spéciale, de sa forme régulière, ovalaire ou arrondie, de sa superficialité, de l'absence de fausses membranes et d'engorgement ganglionnaire.

Plus intéressant est de savoir jusqu'à quel point elle peut être utilisée pour établir le diagnostic de la fièvre typhoïde. Souvent les symptômes de la grande fièvre continue sont assez nets pour que l'ulcération du voile n'ait aucune importance à ce point de vue. Mais quand la plupart des symptômes ordinaires sont absents, on doit se baser sur son existence pour poser un diagnostic précis. Nous avons eu personnellement l'occasion d'appliquer ce principe.

Un jeune homme de dix-sept ans avait été soigné en septembre à l'hopital Boucicaut, pour une fièvre typhoïde dont le diagnostic avait été cliniquement établi et confirmé par une séro-réaction positive. Deux mois après son entrée en convalescence, le malade revint à l'hôpital en racontant qu'il était de nouveau couché depuis une quinzaine de jours, qu'il avait eu de la fièvre, de la céphalée, de l'insomnie, une épistaxis, de la diarrhée. Le soir de l'entrée du malade la température était de 38°,4 ; le lendemain matin, le thermomètre ne marquait plus que 37°,8. C'est à ce moment que nous l'examinons en détail, sans trouver tout d'abord un seul signe certain nous permettant d'affirmer qu'il s'agissait d'une récidive de fièvre typhoïde. La rareté du fait à une époque aussi rapprochée de la première atteinte augmentait notre hésitation, et nous nous demandions si le malade n'était pas sorti de sa convalescence de dothiénentérie pour entrer dans la tuberculose. C'est alors que l'examen de la gorge montra l'existence d'une exulcération typique d'un des piliers du voile. Sur ce seul signe le diagnostic fut : récidive de fièvre typhoïde, à forme abortive. La recherche de la séro-réaction montra alors que le sérum du malade, qui agglutinait difficilement à 1 pour 20 lors de son premier séjour à l'hôpital, donnait lieu rapidement à des amas très nets à la dose de 1 pour 100. L'évolution ultérieure de la maladie montra combien on avait eu raison de ne pas considérer comme un tuberculeux un malade qui en était à la fin d'une seconde atteinte de fièvre typhoïde, très atténuée.

L'exulcération des piliers du voile du palais peut donc servir à affirmer un diagnostic précis de dothiénentérie. La première observation de M. Duguet, dont le malade était déjà soupçonné de « phtisie aiguë au début » en est encore un exemple. A la seule vue de l'exulcération, M. Duguet fit sans hésiter le diagnostic de dothiénentérie. Nous avons encore, tout récemment, appliqué utilement le même principe (observation IX).

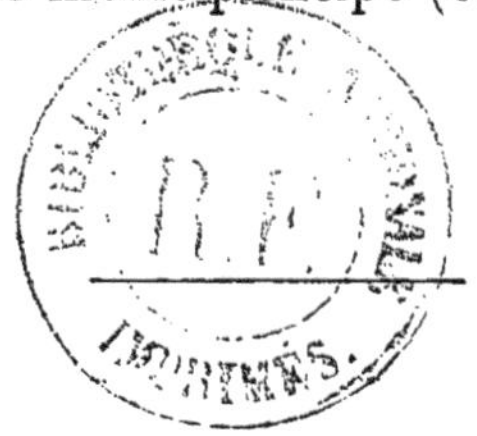

ÉTIOLOGIE

Fréquence de l'ulcération du voile du palais dans la fièvre typhoïde. — D'une façon générale on considère l'ulcération des piliers du voile du palais comme une manifestation rare au cours de la dothiénentérie. Pour pouvoir l'affirmer en toute certitude il faudrait qu'on examinât régulièrement et méthodiquement chaque jour la gorge de tous les typhiques. Il est probable, en réalité, comme l'a déjà dit Cahn, que l'attention des cliniciens n'est pas suffisamment portée sur la possibilité de cette ulcération. Aussi aurait-on tort de conclure trop rapidement à son absence quand elle n'est pas mentionnée dans une observation. Devic, en examinant d'une façon systématique la bouche des typhiques, a réuni en trois ans une vingtaine de cas d'ulcérations bucco-linguales, ce qui lui donne, dit-il, une proportion d'environ une ulcération pour cinq ou six typhiques. Notre statistique personnelle présente à peu près le même rapport. Mais nous n'avons pas encore observé un nombre suffisant de cas pour que cette proportion puisse être considérée comme rigoureusement exacte.

D'ailleurs, certains auteurs pensent que l'existence de ces ulcérations peut revêtir une allure épidémique, ce qui commanderait la plus grande réserve à quiconque voudrait établir une statistique générale. Pour notre part, nous considérons le terme même d'épidémie comme trop important, mais il y a certainement des périodes pendant lesquelles ces ulcérations sont plus fréquentes qu'à d'autres. Il y a là un fait qu'il n'est pas facile actuellement d'expliquer. La plupart des observations qui suivent se rapportent à des malades de l'automne dernier ; une seule date de l'été ; aucune n'est de cet hiver, bien que nous ayons encore eu à soigner un nombre suffisant de dothiénentériques.

Causes prédisposantes. — Aucun cas n'a encore été publié par les médecins d'enfants, et quant au sexe, d'après les observations qui existent actuellement, les hommes seraient beaucoup plus sujets que les femmes aux ulcérations du voile. L'usage du tabac, bien plus fréquent chez les premiers, est peut-être la raison de cette différence.

Il est possible, en effet, qu'un certain état antérieur de la bouche, que la mauvaise dentition par exemple, qui favorise la pullulation microbienne, soit une condition favorable à l'apparition de ces manifestations ulcéreuses.

Les médecins qui ont observé les premiers ces ulcérations se sont demandé si on ne devait pas faire jouer un rôle dans leur étiologie à quelques médicaments, l'émétique, l'acide salicylique et divers autres qui agissent, dit-on, sur la gorge pour y produire des érosions d'ailleurs banales. On ne les emploie plus aujourd'hui, du moins dans les mêmes circonstances, et pourtant les ulcérations du voile s'observent toujours.

Plus intéressante est la question de savoir si l'existence de ces lésions a quelque rapport avec l'intensité de l'infection dothiénentérique. Les faits répondent d'eux-mêmes. C'est ainsi que si Vonwiller les a surtout observées dans des fièvres typhoïdes graves, Devic au contraire les a étudiées dans des dothiénentéries bénignes. Dans les neuf observations personnelles qui suivent, deux doivent être considérées comme appartenant à des cas graves, les sept autres relèvent d'affections relativement bénignes. L'apparition des ulcérations n'a donc aucun rapport avec la gravité ou la bénignité de la maladie.

D'autre part, pour ne parler que des ulcérations intestinales ou des symptômes par lesquels elles se traduisent surtout, tels que la diarrhée abondante, le météorisme, rien ne permet d'affirmer que les ulcérations du voile aient un rapport quelconque avec leur nombre, ou avec leur intensité.

ANATOMIE PATHOLOGIQUE

Nous n'avons pas encore eu l'occasion de faire la coupe anatomo-pathologique d'une exulcération du voile. C'est une lacune
que nous avons vainement essayé de combler et nous le regrettons d'autant plus que, sauf dans une observation de Duguet,
nous n'avons trouvé aucune description de l'anatomie microscopique de cette lésion. Les examens anatomiques rapportés
dans la thèse de Rappin et faits par M. Cornil et par M. Brault
portaient sur une ulcération épiglottique et sur des ulcérations
linguales ou pharyngées. M. Siredey cite les mêmes pièces dans
sa thèse. Les examens histologiques dont parle Derignac paraissent se rapporter à des ulcérations pharyngées ou linguales.
M. Devic enfin a coupé une ulcération linguale.

Dans l'observation de M. Duguet, la coupe, faite par M. Launois, a porté sur des ulcérations guéries. Il constata seulement
la disparition des cellules les plus superficielles du derme. Il
n'y avait aucun follicule clos au-dessous du derme muqueux.

C'est donc simplement comme une indication que l'on peut
résumer les descriptions anatomiques faites par les auteurs dont
les noms viennent d'être cités.

M. Siredey, qui a étudié et décrit les préparations de Brault,
une ulcération pharyngée et une ulcération linguale, commence
sa description par la remarque qu'il n'a pas retrouvé sur ces
préparations les détails qui s'observent toujours avec une si
grande régularité dans les lésions intestinales (altérations des
follicules clos et du tissu lymphoïde).

Parlant de l'ulcération pharyngée, il dit : « Autour de la
solution de continuité, les mailles du tissu conjonctif sont

envahies par des cellules embryonnaires notablement augmentées de volume. Je n'ai rencontré aucune trace de réticulum.
Au-dessous, les vaisseaux dilatés et remplis de globules rouges
présentent un certain épaississement de leurs parois. Les
cellules embryonnaires se prolongent assez loin dans la muqueuse, mais elles diminuent de fréquence et de volume à mesure
qu'elles s'éloignent du point ulcéré. » A propos de la pathogénie de
cette ulcération, l'auteur fait remarquer qu'il n'est pas impossible qu'il se produise une petite ulcération sans qu'il soit
permis de la rattacher à une lésion folliculaire. L'autre pièce
dont M. Siredey donne la description provenait de la région de
la pointe de la langue, c'est-à-dire d'un point éloigné de tout
follicule apparent.

L'ulcération que décrit M. Devic au point de vue microscopique siégeait sur le bord droit de la langue. La perte de substance, toute superficielle, n'entamait pas les papilles du derme.
La couche profonde de l'épithélium ne paraissait même pas
altérée. Le tissu sous-muqueux était le siège d'une inflammation
assez marquée se propageant jusqu'au niveau des premiers
plans musculaires. Il y signale la présence de nombreuses cellules
embryonnaires tassées les unes contre les autres et dont le
noyau était fortement coloré par le carmin. En plusieurs points,
il existait un stroma conjonctif formé de fines fibrilles. Sur toutes
les coupes les parois vasculaires ne paraissaient pas altérées, la
lumière des vaisseaux était simplement gorgée de sang. L'auteur insiste également sur l'absence de tout tissu adénoïde
normal ou pathologique.

Nous devons à la grande obligeance de M. le professeur
Hutinel d'avoir pu couper des ulcérations qui, par leur aspect et
aussi en partie par leur pathogénie, comme on le verra plus loin,
sont comparables aux ulcérations des piliers du voile, nous
voulons parler des plaques ptérygoïdiennes, si bien signalées et
décrites par Parrot dans la bouche des enfants athrepsiques.

Au niveau de ces ulcérations, la couche épithéliale est totalement détruite, le derme muqueux est fortement entamé. Ce qu'il en reste présente, comme dans toutes les ulcérations précédentes, une très grande infiltration de cellules embryonnaires, avec dilatation des petits vaisseaux. Sur les bords même des plaques, les cellules épithéliales, non encore détachées, paraissent tassées les unes sur les autres, comme gonflées, avec des noyaux volumineux. Il semble que la cause qui produit les plaques ptérygoïdiennes commence par irriter les cellules épithéliales et les fait s'hypertrophier et se proliférer avant de produire leur chute.

ÉTUDE BACTÉRIOLOGIQUE

La clinique montre donc que dans la dothiénentérie il n'est
pas trop rare de voir sur les piliers du voile du palais, presque
toujours les piliers antérieurs, des exulcérations plus ou moins
étendues, régulières, souvent symétriques, qui apparaissent
à une période assez rapprochée du début de la maladie, sans
qu'aucune rougeur antérieure, aucune tuméfaction, les fasse
prévoir. Leur durée n'a rien de fixe. Y a-t-il là quelque chose
de comparable à l'évolution si caractéristique du « furoncle de
l'intestin », à l'ulcération spécifique de la plaque de Peyer?
Il serait téméraire de l'affirmer. Et pourtant ces ulcérations si
spéciales ne s'observent pas dans d'autres maladies que la
dothiénentérie. On ne les a pas encore notées, ni dans la gra-
nulie, ni dans les endocardites infectieuses, ni dans le
typhus, etc.; rencontrées chez un fébricitant, elles doivent
éveiller immédiatement l'idée de fièvre typhoïde. Quels rap-
ports ont-elles donc avec l'infection dothiénentérique ?

La question bactériologique se pose d'elle-même. Ces ulcérations sont-elles dues ou non au bacille d'Eberth ? Si on ne
doit pas les attribuer au bacille typhique lui-même, faut-il les
faire dépendre des toxines de ce microbe? Ou enfin peut-on
les rattacher à l'action d'autres microbes?

Quand on cherche des documents sur ces questions, on est
étonné de voir que cette manifestation, qui a été suffisamment
décrite au point de vue clinique, n'a pas excité davantage la
curiosité des bactériologistes. Presque tous les auteurs qui en
parlent la considèrent, par analogie probablement, comme due
à une infection secondaire surajoutée, sans s'appuyer sur

aucune recherche précise ; quelques-uns seulement citent un travail de E. Fraenkel paru en 1887.

Avant de nous occuper de ce travail, nous devons simplement mentionner deux travaux : le premier est la thèse de Rappin (1881), intitulée : *Des bactéries de la bouche à l'état normal et dans la fièvre typhoïde*. L'auteur, qui s'appuie seulement sur des examens directs, sans cultures, dit avoir remarqué dans un cas d'ulcération *épiglottique* « de nombreux micrococcus, des bacilli et des spirilles ». A cette époque, la découverte d'Eberth était à peine connue et les travaux confirmatifs de Gaffky datent seulement de 1884.

L'autre travail est celui de Wagner (1885), qui, après avoir fait seulement des examens directs des mucosités recouvrant les ulcérations, dit simplement ceci : « Je n'y ai jamais trouvé le bacille d'Eberth ».

Le mémoire d'E. Fraenkel, lu dans les premiers jours de 1887 à la Société des médecins de Hambourg, paraît être la seule publication importante que nous ayons sur la question. Pourtant, en le lisant on doit constater que Fraenkel, qui connaissait très bien les ulcérations des piliers du voile du palais chez les typhoïdiques, grâce au travail de Wagner, n'établit son opinion sur leur pathogénie que d'après des arguments cliniques.

Quand il accuse l'intervention du staphylocoque doré d'après des recherches de laboratoire, c'est seulement pour les ulcérations du pharynx même, pour l'ulcération marginale de l'épiglotte, pour l'angine folliculaire, pour les ulcérations laryngées.

Il s'agit là des ulcérations de Louis, pour lesquelles d'ailleurs tous les expérimentateurs ne sont pas d'accord, puisque M. Chantemesse, qui y a trouvé des bacilles typhiques, contredit nettement l'opinion de Fraenkel.

En somme, nous ne connaissons aucun travail sur la bactériologie des ulcérations de Bouveret-Duguet.

Il y a deux ans, Dwonieglazoff a étudié à Saint-Pétersbourg

les microbes de la cavité buccale chez quinze dothiénentériques.

Bien que ce soit une étude générale, dans laquelle il n'est
fait aucune mention des ulcérations du voile, certaines de ses
conclusions sont intéressantes pour nous. C'est ainsi que
Dwonieglazoff dit n'avoir trouvé le bacille d'Eberth que deux
fois sur trente-sept examens. Il considère la présence dans la
cavité buccale des typhiques du staphylocoque pyogène doré
ou blanc, comme très fréquente. Il a trouvé le doré chez huit
malades sur quinze et le blanc sur cinq malades. Il faut dire
qu'il a observé les staphylocoques au moins aussi souvent
dans la cavité buccale du personnel soignant ses malades. Il
n'a constaté l'existence du streptocoque pyogène que très rarement : deux fois sur quinze malades, alors que dans l'entourage
on le trouve chez quatre sujets sur dix. Enfin, d'après Dwonieglazoff, le coli-bacille se rencontrerait très fréquemment dans
la bouche des typhoïdiques et des personnes qui les soignent,
chez dix malades sur quinze et quatre fois sur dix dans le personnel.

C'est avec ces documents que nous avons entrepris nos
recherches bactériologiques.

Technique. — Le diagnostic des huit cas de fièvre typhoïde
qui sont relatés plus loin a chaque fois été confirmé par l'épreuve
du séro-diagnostic de Widal. Nous avons toujours commencé
par rechercher la séro-agglutination en mélangeant une goutte
de sérum sanguin du malade en observation à vingt gouttes
de bouillon ensemencé la veille avec du bacille d'Eberth. Si la
réaction était positive on ne recommençait pas l'épreuve ; si,
au contraire, elle était négative, on essayait la séro-réaction à
1 p. 10. Pour conclure à l'existence certaine d'une dothiénentérie il faut que l'agglutination soit alors très nette et rapide
(Widal). Quoi qu'il en soit, l'épreuve du séro-diagnostic a été
positive dans les neuf cas que nous publions.

Pour ce qui regarde spécialement l'étude bactériologique des
ulcérations du voile, la technique employée paraîtra peut-être

insuffisante. Elle le serait certainement si nous avions voulu retrouver tous les microbes qui peuvent végéter au niveau de ces ulcérations, mais le but poursuivi a été surtout de savoir si ces manifestations sont dues au bacille typhique ou non.

Pour abréger les recherches, nous n'avons pas fait d'examen direct de l'exsudat recueilli à la surface des ulcérations. Nous avons ainsi volontairement négligé de nous occuper des champignons qu'on trouve dans toutes les bouches et qui ne sont cultivables sur aucun milieu artificiel, tels que le leptothrix buccalis, le bacillus buccalis maximus, l'iodococcus vaginatus, le spirillum sputigenum, le spirochaete dentium. La constatation de la présence de ces parasites n'eût été d'aucun intérêt. Nous regrettons davantage de ne pas avoir pu faire de coupes anatomiques ni colorer sur place les microbes ; nous n'en avons pas encore eu l'occasion.

Nous aurions pu enfin tenter d'isoler les diverses espèces microbiennes au moyen des inoculations aux animaux, à la souris notamment. Cette abstention a peut-être empêché l'isolement de certains microbes pathogènes qui poussent mal sur les milieux artificiels, le pneumocoque par exemple. Mais le bacille d'Eberth n'étant pas de ce nombre, nous avons cru pouvoir nous passer de ce procédé.

En somme, volontairement ou involontairement, nous nous sommes contentés de faire l'analyse bactériologique par le seul procédé des cultures.

Voici comment on a procédé à ces cultures. Chacun des prélèvements, faits avec toutes les précautions voulues, au niveau des ulcérations, au moyen d'un fil de platine flambé, a été immédiatement mélangé à 3 ou 4 centimètres cubes de bouillon nutritif renfermé dans des tubes stérilisés. Le mélange a été agité le plus possible afin d'obtenir le maximum de dissociation des agrégats microbiens.

Puis ce bouillon, apporté au laboratoire, nous a servi à faire des ensemencements de tubes de sérum et de boîtes de Petri.

Pour les ensemencements sur sérum nous introduisions simplement, avec les précautions nécessaires, au moyen d'une pipette, quatre ou cinq gouttes du bouillon dans des tubes de sérum préparés d'avance ; nous avions bien soin de les maintenir pendant plusieurs minutes étalées à la surface, de façon à assurer l'ensemencement.

Pour la confection des boîtes de Petri, trois milieux ont été employés : la gélose-peptone ordinaire et le milieu d'Elsner, préparé, soit avec de la gélose à 1 1/2 p. 100, soit avec de la gélatine à 10 p. 100.

Le milieu d'Elsner, surtout quand il est préparé avec de la gélatine, favorise, comme on sait, le développement du bacille typhique et du coli-bacille au détriment des autres microbes.

Préparé avec de la gélose, il nous a semblé perdre un peu cette propriété élective; nous n'avons cependant pas renoncé à l'employer sous cette forme, qui donne des résultats plus rapides; des boîtes de Petri au milieu d'Elsner gélatinisé étaient d'ailleurs ensemencées simultanément.

Pour ce qui regarde la technique même de l'ensemencement, on avait préparé d'avance des tubes du calibre de 1 cent. 1/2, dont un tiers de la hauteur était rempli soit de gélose-peptone, soit de milieu d'Elsner à la gélatine, soit de milieu d'Elsner à la gélose. Un bouchon de coton fermait ces tubes qui avaient été dûment stérilisés. Au moment de préparer et d'ensemencer les boîtes de Petri, ces tubes étaient chauffés; les milieux se liquéfiaient: on laissait refroidir afin que les microbes qu'on allait ensemencer ne fussent pas atteints dans leur vitalité par une chaleur excessive. Quand les tubes étaient assez froids, une goutte du bouillon y était introduite, le tout était bien agité et coulé dans une boîte de Petri dont on soulevait légèrement le couvercle. Toute cette manipulation doit être faite très rapidement quand on emploie les milieux à la gélose, car celle-ci, dès qu'elle est suffisamment froide pour ne pas nuire aux microbes, ne tarde pas à se coaguler.

Tels sont les procédés employés.

Nous nous étions servis des boîtes de Petri préparées au milieu d'Elsner dans le but d'isoler plus facilement soit le bacille d'Eberth, soit le coli-bacille, s'ils avaient existé au niveau des ulcérations; nous devons dire dès maintenant que ni l'un ni l'autre n'ont été rencontrés. Les expériences préalables que nous avions faites, en ensemençant dans des boîtes de Petri au milieu d'Elsner des cultures pures de coli-bacille et de bacille d'Eberth, nous avaient montré que les colonies du colibacille qui poussent à la surface sont beaucoup plus volumineuses que celles du bacille d'Eberth; elles sont en outre brunâtres, humides, crémeuses, tandis que celles du bacille typhique sont très petites, brillantes ; mais les colonies du coli-bacille qui poussent dans la profondeur sont plus difficiles à distinguer de colonies de bacilles d'Eberth, de sorte que nous n'aurions pas pu identifier sûrement les colonies par leurs caractères macroscopiques.

Comme en outre les caractères morphologiques de ces deux bacilles sont identiques, nous aurions dû les distinguer l'un de l'autre par d'autres caractères. On aurait pu, par exemple, les ensemencer dans du bouillon et essayer sur ces cultures la séro-réaction faite avec le sérum sanguin de nos malades. Le bacille typhique eût été agglutiné, tandis que le coli-bacille aurait gardé sa mobilité et son isolement.

Avant de terminer ce long chapitre de technique, nous devons faire remarquer que, dans les boîtes de Petri préparées de la façon indiquée, les colonies microbiennes qui ne se développent pas exactement à la surface sont difficiles à distinguer les unes des autres.

Ce défaut a été pour nous la cause de bien des examens inutiles en nous faisant croire à l'existence de colonies d'espèces différentes, alors qu'il s'agissait d'un même microbe. Ces examens superflus ne seront pas rappelés dans les observations qui suivent.

OBSERVATION I (personnelle ; résumée).

Fièvre typhoïde grave adynamique. — Ulcérations du voile du palais.

B..., âgé de vingt et un ans, cuisinier, entré dans le service du docteur Letulle, à l'hôpital Boucicaut, le 11 septembre 1898.

Le malade, plongé dans un état adynamique extrême, répond très insuffisamment aux questions qu'on lui pose. On apprend par sa mère qu'il est soigné en ville depuis une quinzaine de jours pour de la fièvre, une diarrhée jaunâtre et un abattement progressif. Le soir de l'entrée, la température est de 40°,6, le lendemain matin elle est de 39°,3. A l'examen, on constate, outre un aspect typhique et un état de prostration très prononcés, l'existence de quelques taches rosées lenticulaires sur l'abdomen. La fosse iliaque droite gargouille à la pression, qui ne paraît pas causer de douleur au malade.

La rate est grosse. Sibilances dans la poitrine. Le pouls est à 120. Les bruits du cœur sont normaux. Il y a par jour, cinq ou six selles jaunâtres, fétides. Pas d'albuminurie.

Le diagnostic de dothiénentérie est confirmé par la séro-réaction positive à 1 p. 20.

Dès le jour de l'entrée à l'hôpital on constate à la partie supérieure du pilier antérieur gauche du voile du palais, au-dessous de mucosités qu'on enlève avec un peu d'ouate mouillée, l'existence d'une ulcération ovalaire, oblique de haut en bas et de dedans en dehors, longue d'environ une douzaine de millimètres et large de 5 à 6 millimètres ; les bords sont nets, comme taillés à l'emporte-pièce. La muqueuse environnante est seulement rouge. Le fond est gris-jaunâtre, mais ne présente aucune fausse membrane. Pas d'adénopathie. Le malade est absolument incapable de dire s'il souffre ou non.

Sur le pilier antérieur droit on constate en même temps deux érosions siégeant à la partie supérieure. La plus haut placée, située à la jonction du voile et du pilier, est ovalaire, à grand axe oblique en bas et en dehors, et mesure environ 10 millimètres sur 4 ou 5 millimètres. Les bords sont peu saillants. Le fond est gris-rosé. L'inférieure siège à environ un demi-centimètre au-dessous, elle a le même aspect, mais ne mesure que 5 millimètres sur 3 millimètres environ.

Les amygdales et le pharynx sont rouges, mais ne présentent pas d'autre altération. La langue est sèche, rôtie. Il existe sur les gencives et les lèvres des mucosités désséchées. Trois dents sont en mauvais état.

On prescrit la balnéation froide, une potion alcoolique, du lait.

Pour la gorge on ne fait faire que des lavages à l'eau bouillie (avec le bock à injections). Les gencives et la langue sont nettoyées avec des tampons d'ouate trempée dans de l'eau de Vichy.

Les érosions du pilier antérieur droit disparaissent complètement au bout de deux ou trois jours.

L'ulcération du pilier gauche persiste plus longtemps. Elle commence à se nettoyer et à paraître moins profonde au bout d'une huitaine de jours (19 septembre).

Elle est en voie de guérison très avancée le 23 septembre. On n'en observe plus aucune trace à partir du 26. Sa durée a donc été d'au moins quinze jours, puisqu'elle avait été observée dès l'entrée.

L'état général du malade était resté grave jusqu'au 19 septembre. A cette date, les bains, qui avaient été administrés toutes les trois heures depuis l'entrée, sont donnés moins fréquemment, la température n'atteignant pas toujours 39°. A partir du 23, les bains sont complètement supprimés, la température oscille entre 37° et 37°, 5 à partir du 26. On allait commencer à reprendre l'alimentation, quand le 30, au milieu de la nuit, le malade a eu une hémorragie intestinale assez abondante qui n'eut d'ailleurs aucune suite fâcheuse. Le 11 octobre, la température est de 36° le matin et de 36°,6 le soir. Le pouls est à 76. Il y a 2500 grammes d'urine. On essaie progressivement l'alimentation.

Observation bactériologique.

Des ensemencements ont été faits en boîtes de Petri à la gélose-peptone, au milieu d'Elsner gélosé, au milieu d'Elsner gélatiné et sur des tubes de sérum.

La boîte de Petri gélose-peptone examinée au bout de trente-six heures a donné :

1° Une grande nappe, à bords déchiquetés, grisâtre, située le long du bord de la boîte ;

2° Une dizaine de colonies blanc-jaunâtre, arrondiês, larges de 3 millimètres environ ;

3° Une dizaine de petites colonies blanches, humides, bien arrondies, d'environ 1 millimètre ;

4° Cinq ou six colonies très fines, comme une tête d'épingle, à peine visibles ; on les voit par transparence.

Une parcelle du numéro 1 étalée sur lamelle, desséchée et colorée au violet de gentiane, a montré des bâtonnets cylindriques deux fois plus longs que larges, à extrémités arrondies. Ils conservent leur coloration au Gramm.

Un ensemencement fait sur gélose donne lieu à une nappe épaisse, sèche, d'aspect gaufré.

Dans le bouillon on a un voile épais, sec à la surface ; le reste du liquide est limpide.

Il s'agissait évidemment du B. subtilis.

Le n° 2, examiné sur lamelle après coloration au violet de gentiane, montre de gros coccus groupés en majorité par deux ; il existe des groupes de quatre et aussi des groupes plus nombreux. Ils conservent le Gramm.

Un bouillon ensemencé n'est pas troublé et donne un dépôt jaunâtre dans le fond. La gélatine est liquéfiée. Sur pomme de terre on a un épais revêtement jaunâtre.

Ce coccus a été identifié au micrococcus flavus liquefaciens.

Le n° 3, coloré au violet de gentiane, présente des coccus disposés généralement en grappes très abondantes, très serrées ; — ils prennent le Gramm.

Le bouillon est trouble au bout de vingt-quatre heures avec un précipité blanc dans le fond.

La gélatine est liquéfiée.

Il s'agissait là d'un staphylocoque.

Pour en déterminer la variété, nous en avons ensemencé dans du bouillon plusieurs colonies prises sur la plaque de Petri ; les bouillons ont été mis à l'étuve, d'abord à 37°, puis à 22°. Tandis que certains bouillons n'ont toujours présenté qu'un dépôt franchement blanc, d'autres avaient un dépôt nettement jaune.

Il y avait donc à la fois du staphylocoque blanc et du staphylocoque doré.

Le n° 4 a montré de très petits coccus, groupés en diplocoques ou en très courtes chaînettes. — Il conserve la coloration par le Gramm.

Ensemencés sur gélose ils ont donné toujours des colonies très fines que l'on avait de la peine à voir et à saisir. Le bouillon ne paraît pas troublé. On a un léger dépôt très menu. Les chaînettes obtenues sont toujours très courtes. Les cultures sur gélatine n'ont rien donné ; il en est de même de celles sur pomme de terre. L'injection sous-cutanée dans l'oreille d'un lapin a été négative. Nous croyons avoir eu affaire, non pas au streptocoque pyogène, qui eût dû au moins pousser sur gélatine et se montrer pathogène pour le lapin, mais au streptocoque tenuis, que Veillon a décrit comme se rencontrant fréquemment dans la salive.

La boîte de Petri gélose Elsner a donné :

1° Des grandes colonies rondes, blanches, larges de 4 à 5 millimètres, épaisses, humides ;

2° Des petites colonies blanches bien limitées ;

3° Trois colonies rondes de 2 à 3 millimètres, nettement jaune doré.

Le n° 1, étalé sur lamelle et coloré au violet de gentiane, montre des bâtonnets fins, déliés, souvent en amas ; quelques-uns prennent mal la matière colorante. — Ils conservent le Gramm.

En strie sur gélose, ils ont produit une bande jaunâtre le long du trait d'ensemencement. Plus loin, il y a une nappe épaisse, humide, blanc jaunâtre.

Le bouillon a été troublé légèrement ; dépôt jaunâtre dans le fond. Il n'y a pas de voile.

Il ne s'agit certainement pas là d'un microbe pathogène.

Le n° 2, coloré au violet, présente de très grosses cellules ovalaires, groupées en amas, paraissant entourées d'une membrane d'enveloppe. Leur aspect rappelle complètement celui des levures.

Par la culture sur gélatine, bouillon, pomme de terre, carotte, nous nous sommes rendu compte qu'il s'agissait là de cellules de saccharomyces albicans.

Le n° 3 était du staphylocoque doré.

La boîte de Petri gélatine Elsner a montré au bout d'une huitaine de jours uniquement des colonies plus ou moins grandes, blanches, arrondies, liquéfiant la gélatine autour d'elles.

Plusieurs de ces colonies ont été examinées au microscope après coloration. Toutes étaient des colonies de staphylocoques. Les recherches qui ont suivi ont montré qu'il s'agissait du staphylocoque doré.

L'examen du tube de sérum a fait voir uniquement quatre petites colonies blanches arrondies. Ici encore nous n'avions que du staphylocoque.

En résumé, cette observation bactériologique prouve qu'au niveau des ulcérations de notre malade, il n'y avait pas de bacilles d'Eberth. Nous n'avons même pas rencontré de coli-bacille, ce qui nous a dispensé de faire une différenciation.

La présence du subtilis, bien qu'il ait été rencontré souvent dans le milieu buccal par Vignal, nous semble due à une contamination par l'air. Il en est de même de celle du micrococcus flavus liquefaciens. Outre le bâtonnet prenant le Gramm que nous n'avons pas identifié et qui doit être saprophyte, quatre espèces ont été isolées : le streptocoque tenuis, qui est un saprophyte, le staphylocoque doré, le staphylocoque blanc, le saccharomyces albicans. A propos de l'existence de ce parasite on remarquera que dans la bouche et la gorge du malade il n'y avait pas de muguet cliniquement appréciable.

OBSERVATION II (personnelle ; résumée).

Fièvre typhoïde. — Exulcérations des piliers du voile du palais.

D..., âgé de dix-sept ans, garçon imprimeur, entré le 9 septembre 1898 à l'hôpital Boucicaut, dans le service du docteur Letulle.

Pas d'antécédents héréditaires à noter.

Il a eu dans son enfance, plusieurs maladies dont la coqueluche, mais depuis l'âge de dix ans, il est bien portant.

Le 6 septembre, il s'est, dit-il, senti pris subitement d'une violente céphalalgie, accompagnée d'étourdissements et de malaise général, si bien qu'il dut s'aliter en rentrant chez lui. Pas de vomissements, anorexie complète.

Le lendemain, la céphalalgie persiste ; le malade est courbaturé et se plaint de douleurs dans tous les membres. Il est purgé ce jour-là.

Le 8 septembre, anorexie persistante ; diarrhée jaune.

Le 9 septembre, le malade est conduit à Boucicaut.

A son entrée il est très abattu et répond avec une certaine difficulté. Il souffre toujours de la tête. Il ne tousse pas et on ne note rien de spécial à l'auscultation de la poitrine. Pas de taches rosées lenticulaires. La rate paraît grosse. Le ventre est sensible dans toute son étendue, mais la palpation est plus particulièrement douloureuse dans la fosse iliaque droite. Pas de gargouillement à ce niveau. Pourtant la diarrhée persiste ; les matières sont nettement ocreuses, très abondantes, très fétides.

Le pouls est à 110. Les urines sont rares, non albumineuses. La langue est blanc jaunâtre, très sèche. Les lèvres sont saignantes, desséchées. La gorge est très rouge ; il y a sur l'amygdale droite un léger enduit pultacé. Rien d'autre à noter.

La température, qui avait atteint 40° au moment de l'arrivée du malade, oscille les jours suivants entre 39° et 38°, avec légère rémission matinale.

On fait le diagnostic de fièvre typhoïde.

Le 12, la température dépassant 39°, on commence à baigner le malade. Bains à 20° toutes les trois heures, chaque fois que la température rectale est d'au moins 39°.

Les jours suivants, le malade prend sept, six bains, puis cinq bains seulement le 15 et le 16.

Tandis que l'état général s'améliore assez rapidement sous l'influence des bains froids, on constate pour la première fois, le 13 septembre, au niveau des piliers antérieurs du voile du palais, l'existence de deux exulcérations. Celle de droite, située à l'union du pilier et du corps du voile, est ovalaire, couchée presque transversalement, longue d'environ 15 millimètres et large de 3 ou 4 millimètres. Elle est gris rosé.

Celle de gauche est située tout à fait à la partie supérieure du pilier ; elle est ovalaire et mesure seulement 5 ou 6 millimètres sur 3 ou 4 millimètres. Les bords sont nets. De couleur jaune rougeâtre, elle est un peu plus profonde que celle du pilier opposé. Tout l'isthme du gosier et la paroi postérieure du pharynx sont rouges. Sur l'amygdale droite, léger enduit pultacé. Pas de gonflement ganglionnaire. Le malade dit souffrir un peu en avalant.

Au bout de trois jours l'érosion du pilier droit a complètement disparu. L'exulcération du pilier gauche persiste un peu plus longtemps, mais elle est complètement guérie le 21, c'est-à-dire huit jours après son apparition.

Pendant ce temps, l'état général du malade continue à s'améliorer. La température oscille entre 38° et 37°, à partir du 28 septembre. Elle est de 36° le matin et 36°,6 le soir, à la date du 11 octobre. Quatre litres d'urine en vingt-quatre heures. La séro-réaction recherchée le 26 septembre s'était montrée positive. Très lente à se produire à 1 p. 20, elle était nette et rapide à 1 p. 10.

RÉSULTATS BACTÉRIOLOGIQUES.

Bacterium termo.
Staphylocoque doré.
Staphylocoque blanc.

OBSERVATION III (personnelle ; résumée).

Récidive de fièvre typhoïde deux mois après l'entrée en convalescence de la première atteinte. Forme fruste. Ulcération du voile du palais permettant d'affirmer le diagnostic.

Il s'agit du malade précédent, D..., âgé de dix-sept ans, qui après être entré nettement en convalescence le 10 octobre, avait quitté l'hôpital Boucicaut le 21 novembre, complètement guéri.

Rentré chez ses parents, il reste six semaines sans travailler. Son état général est très bon. Il mange normalement.

Le 3 janvier 1899, le malade est pris d'un violent mal de tête, avec sensation de fièvre et un abattement généralisé. Il est obligé de se coucher.

Deux ou trois jours après, il commence à souffrir dans l'abdomen. Pas de vomissements. Diarrhée. Un médecin appelé fait le diagnostic de rechute de fièvre typhoïde.

Les jours suivants, les mêmes symptômes persistent. Les forces déclinent rapidement et le malade est incapable de se tenir debout. Le sommeil est très agité.

Le 10 janvier, épistaxis assez abondante.

Le 18 janvier, il entre de nouveau à l'hôpital.

A l'entrée, la température est de 38°,4. Le lendemain matin, elle est de 37,8. Pouls, 84 par minute. Le malade raconte nettement tout ce qui s'est passé depuis sa sortie. Il dit d'ailleurs se trouver mieux depuis trois jours. Il ne souffre plus du ventre, mais sa faiblesse est toujours très grande.

Il a de nouveau de l'appétit. La langue est un peu sale au centre, bien rosée sur les bords. La diarrhée a cessé.

L'abdomen n'est pas ballonné. Pas de taches rosées. Il n'y a plus aucune douleur spontanée. Celle que le malade avait ressentie chez lui était localisée dans la région du foie et de la vésicule biliaire. Actuellement, douleur à la pression dans la fosse iliaque.

La matité splénique est haute de 11 centimètres environ.

Rien au cœur.

Au sommet droit, l'auscultation révèle une expiration un peu prolongée avec retentissement très manifeste de la toux. Les vibrations thoraciques sont plus fortes à ce niveau que du côté opposé. Aucun râle, aucune sibilance.

Tous ces symptômes ne permettaient pas de faire un diagnostic ferme. On hésitait à admettre celui d'une récidive de fièvre typhoïde, qui s'observe très rarement à une époque aussi rapprochée de la première atteinte. D'autre part les signes d'une tuberculose pulmonaire au début n'étaient pas asssez nets, les phénomènes observés pouvaient très bien être dus à la persistance d'une respiration infantile, que l'âge du malade (dix-sept ans) expliquait suffisamment. L'inspiration n'était nullement anormale, ni comme intensité, ni comme durée, ni comme timbre. C'est alors qu'on examina la gorge.

On constate sur le pilier antérieur droit, longeant le bord interne de ce pilier, au point où celui-ci se continue avec le corps du voile, une ulcération ovalaire, dirigée obliquement de bas en haut et de dehors en dedans, longue d'environ un centimètre et demi, et moitié moins large. Sa forme n'est pas exactement ovalaire, elle est plutôt en raquette avec grosse extrémité en haut et petite extrémité en bas et en dehors. Les bords sont légèrement surélevés. Le fond est lisse et rouge. Pas de douleur. Pas d'engorgement ganglionnaire.

Le 20 janvier, la température, qui était la veille au soir de 38°,5, n'est plus que de 37°,6 matin et soir. Elle diminue progressivement pour atteindre, le 23 janvier, 36°,9 le matin, et 37°,1 le soir.

A ce jour, l'ulcération du voile du palais est complètement cicatrisée. Il ne reste plus à sa place qu'une zone de congestion représentant la figure exacte de l'ulcération. Tous les symptômes généraux ou locaux précédemment observés ont totalement disparu. Le malade se sent très bien. Il demande à manger. Il quitte le service le 12 février.

L'examen bactériologique n'a pas été fait de nouveau.

Le sérum du malade possédait toujours des propriétés agglutinantes ; une goutte de sérum agglutinait 100 gouttes de bouillon typhique datant de vingt-quatre heures. Donc séro-réaction à 1 p. 100 positive.

OBSERVATION IV (personnelle ; résumée).

Fièvre typhoïde légère. — Ulcérations symétriques des piliers antérieurs du voile du palais. — Apparition précoce.

S... âgé de vingt-quatre ans, interne en pharmacie, entré à l'hôpital Boucicaut dans le service du docteur Letulle, le 5 septembre 1898.

Rien de spécial à noter dans les antécédents.

La maladie actuelle a débuté vers le 28 août par des maux de reins et des douleurs du cou le soir, ce qui n'empêchait pas d'ailleurs le malade de remplir ses fonctions à l'hôpital Saint-Martin, où il accomplissait une période de vingt-huit jours.

Le 4 septembre, de sa propre initiative, il prend une purgation au citrate de magnésie, suivie d'évacuations abondantes. Cinq selles dans la journée.

Dans la soirée de ce jour une poussée fébrile le force à s'aliter. Température, 40°,2. Céphalalgie intense. Insomnie.

Le 5 septembre au matin, température 39°,7. Abattement très accentué. Pas de diarrhée; constipation. La rate n'est pas grosse. On fait le diagnostic de fièvre typhoïde probable et on administre les bains froids.

Les 5, 6, 7 et 8 septembre, la température oscille entre 39°,5 le matin et 40°,2 le soir. Le 6, traces d'albumine.

Le 8, le malade se plaint spontanément de douleurs au niveau de la gorge, qui rendent la déglutition difficile. Les mouvements mêmes de la mâchoire sont pénibles.

On constate sur les piliers antérieurs du voile deux ulcérations symétriques. Celle du pilier antérieur droit est située un peu au-dessus de la partie moyenne, oblique en bas et en dehors ; elle est ovalaire et mesure environ 12 millimètres sur 4 millimètres. Son fond est jaune-gris.

Celle du pilier antérieur gauche, située à même hauteur, a une forme en raquette à grosse extrémité inférieure ; elle mesure environ 15 millimètres de long sur 6 millimètres au niveau de sa partie la plus large. Les bords sont bien nets, le fond est gris jaunâtre. Pas d'adénopathie. Plusieurs dents sont cariées.

Le 9, apparition des taches rosées lenticulaires. Il n'y a plus d'albumine dans les urines.

L'estomac ne peut rien supporter, même les liquides glacés sont vomis. Pas de diarrhée. On est obligé de favoriser les évacuations par des lavements. Le malade se plaint beaucoup de sa gorge, où il ressent, dit-il, un picotement continuel. La déglutition est très pénible. Les ulcérations persistent comme précédemment. Insomnie complète.

Séro-diagnostic positif à 1 p. 20.

Les 10, 11, 12 et 13, la température se maintient à 39°. La douleur de la gorge s'amende à peine et les ulcérations ne paraissent pas s'améliorer. — Attouchements au phénol sulforiciné.

Le 14, quatre bains sont supprimés.

Le 15, les bains sont complètement supprimés.

Le 16, grande amélioration des ulcérations, chute assez brusque de la température à 37°.

Le 19, guérison complète des ulcérations.

Après sept jours de température à peu près normale, on donne le premier potage le 23 septembre.

Résultats bactériologiques.

Staphylocoque doré ;
Staphylocoque blanc ;
Bacterium termo.

OBSERVATION V (résumée).

Fièvre typhoïde légère. — Exulcération sur le pilier postérieur gauche.

H..., âgé de dix-neuf ans, serrurier.

N'ayant pu voir le malade qu'une seule fois, nous ne dirons que quelques mots de son observation clinique.

C'est un malade qui présentait depuis une douzaine de jours tous les symptômes d'une fièvre typhoïde légère, dont le diagnostic fut confirmé par la séro-réaction.

Quand nous l'avons examiné, on remarquait sur le pilier postérieur gauche, à la partie moyenne, une exulcération ovalaire assez allongée, presque verticale, haute de 15 à 18 millimètres, large de 3 ou 4 millimètres, de couleur gris rosé. Rien sur les piliers antérieurs. Pas d'adénopathie, pas de symptômes subjectifs.

Résultats bactériologiques.

Streptocoque non virulent ;
Staphylocoque blanc ;
Subtilis.

.OBSERVATION VI (résumée).

Fièvre typhoïde grave. — Ulcérations symétriques des
piliers antérieurs.

F..., âgée de vingt-quatre ans, a été examinée au moment d'une rechute d'une fièvre typhoïde grave qui la tenait alitée depuis quatre semaines.

Au moment où nous l'avons observée, il y avait sur les piliers antérieurs deux ulcérations exactement symétriques situées à la partie moyenne, ovalaires, hautes de 1 centimètre et larges de 4 millimètres environ, à fond jaune rosé, à bords bien nets.

Les gencives, la langue, et d'une manière générale toute la paroi buccale, étaient recouvertes de fuliginosités et de mucosités plus ou moins sèches. Les dents paraissaient saines.

Staphylocoque doré ;
Saccharomyces albicans.

OBSERVATION VII (personnelle ; résumée).

*Fièvre typhoïde. — Ulcérations du pilier antérieur gauche
du voile du palais.*

P..., âgé de quarante-un ans, fumiste, entré le 7 mai 1898 à l'hôpital Boucicaut, dans le service du docteur Letulle.

Les antécédents héréditaires et personnels n'ont pas été recueillis.

Le 29 avril, le malade étant à son travail et ayant très chaud, aurait bu un verre d'eau très froide. Il aurait ressenti immédiatement un frisson ; depuis ce jour, perte d'appétit, céphalée, maux de reins, lassitude générale. Le malade continue néanmoins à travailler, mais le 6 mai il a une épistaxis et se couche. Il entre à l'hôpital le lendemain.

État à l'entrée : le malade est en demi-somnolence, il répond difficilement aux questions qu'on lui pose. Sub-délire. Il prononce par moments des paroles incompréhensibles.

Ventre ballonné, sensibilité générale à la pression, plus marquée dans la fosse iliaque droite. Pas de gargouillement néanmoins à ce niveau.

Sur la peau de la face antérieure de l'abdomen, de la partie inférieure du thorax, sur les flancs des deux côtés, quelques taches rosées lenticulaires.

Râles sibilants et muqueux dans toute la hauteur des poumons.
Cœur normal à l'auscultation. Pouls 102.

Langue sale, sèche, fendillée sur les bords, haleine fétide. Constipation.

Urines, 500 grammes par jour. Pas d'albuminurie.

Température le soir de l'entrée, 40°.

Balnéation froide. Potion alcoolique. Lait.

Les jours suivants, rien de nouveau à noter.

Le 12 mai, séro-diagnostic positif à 1 p. 100.

Le 14 mai, la température du matin est de 38°,4. Le malade n'a pas pris de bain depuis la veille au soir.

L'état général est meilleur. Néanmoins le malade est encore somnolent par instants, mais il se réveille et devient loquace quand on lui parle un peu et quand on attire son attention.

La langue est encore sèche, les lèvres le sont également et sont fendillées, malgré les nombreux lavages que l'on pratique.

A l'examen de la gorge, on constate sur la face antérieure du pilier antérieur gauche du voile du palais, un peu au-dessus de la partie moyenne, une ulcération ovalaire, à grand axe vertical, longue d'environ 5 millimètres et large de 3 ou 4 millimètres.

Cette ulcération est d'un blanc grisâtre et en voie de cicatrisation. Les bords sont nets. Tout autour, la muqueuse est très rouge.

Au-dessus d'elle il y a une autre petite exulcération moitié moins grande, arrondie, gris rosé, paraissant tout à fait superficielle.

Le 15 mai, la température est tombée à la normale. Le pouls est à 62. Le malade est plus réveillé. Les deux exulcérations du pilier antérieur gauche paraissent devoir se cicatriser rapidement.

Le 16 mai, température, 37°. Pouls, 60. Urines, 2 litres. — Les ulcérations sont presque guéries.

Le 18 mai, il n'y a plus trace des ulcérations.

Les jours suivants, l'amélioration générale continue.

Le 23 mai, le malade mange son premier œuf. La convalescence continue ensuite sans incident.

L'examen bactériologique n'a pas été fait.

OBSERVATION VIII (personnelle ; résumée).

Fièvre typhoïde bénigne. — Deux ulcérations des piliers du voile du palais.

C..., âgé de vingt-six ans, employé des postes, entre le 20 octobre 1898, dans le service du Dr Letulle, à l'hôpital Boucicaut.

Antécédents héréditaires. — Père bien portant. Mère morte des suites d'une bronchite à quarante-neuf ans. Trois frères et sœurs bien portants.

Antécédents personnels. — N'a jamais été malade. A fait son service militaire en Algérie (trois ans). Pas de fièvre intermittente.

La maladie actuelle a débuté à la suite des manœuvres auxquelles C... avait pris part dans les Ardennes en qualité de réserviste. Libéré le 26 septembre, il a été pris immédiatement de frissons, de fièvre, de courbature généralisée, et a dû garder la chambre pendant cinq jours.

Il essaie néanmoins, le 3 octobre, de reprendre son service à son bureau de poste. Mais il se sent encore très fatigué. Il n'a pas d'appétit. Constipation.

Le 15 octobre, il quitte son travail et est obligé de prendre le lit. Douleurs abdominales, frissons répétés, faiblesse généralisée, insomnie la nuit. Les douleurs abdominales cessent les jours suivants, pendant lesquels il a plusieurs épistaxis.

Son état ne présentant aucune amélioration, il entre à l'hôpital le 20 octobre 1898. La température est alors de 39°,2 le matin et 40° le soir. Pouls, 100. Le malade paraît peu abattu, il répond nettement aux questions qu'on lui pose.

La langue est sèche et sale au centre, rouge sur les bords. Rien dans la gorge. Appétit nul. Pas de vomissements. Météorisme léger de l'abdomen. Pas de douleur ni de gargouillement dans la fosse iliaque droite. Diarrhée jaune. Pas de taches rosées. La rate est augmentée de volume et la région splénique est sensible à la percussion. Bains froids.

Le lendemain de l'entrée, 21 octobre, la température est de 39° le matin, 39°,8 le soir. Une épistaxis assez abondante dans la matinée. Taches rosées lenticulaires sur l'abdomen.

Les jours suivants, la fièvre typhoïde suit un cours normal.

Le 27 octobre, c'est-à-dire dans le courant du deuxième septénaire, apparaissent sur les piliers antérieurs du voile du palais deux ulcérations, l'une petite, lenticulaire, à la partie supérieure du pilier gauche, arrondie, à fond rosé, à bords peu saillants, l'autre plus grande, à la partie supérieure du pilier antérieur droit, à son union avec le corps du voile. Elle est arrondie et mesure environ 7 à 8 millimètres de diamètre, ses bords sont nets, peu élevés, le fond est gris rosé. Pas d'engorgement ganglionnaire. Le malade dit ne ressentir aucune douleur, même pas à la déglutition.

Le 31 octobre, c'est-à-dire quatre jours après son apparition, la petite ulcération gauche a complètement disparu. Celle du côté droit s'est au contraire agrandie et allongée. Elle est ovalaire, à grand axe long d'environ 12 millimètres, oblique en haut et en dedans. Son fond est grisâtre, les bords sont nets et tranchent bien sur la totalité du pilier qui est d'un rouge vif.

Cette ulcération reste sans modification jusqu'au 6 novembre. A cette époque son fond commence à se combler, et le 11 novembre il n'en reste plus rien, si ce n'est un aspect un peu terne de la muqueuse à son niveau, que reconnaissent seuls ceux qui ont suivi la marche de l'ulcération.

Depuis le 31 octobre la température oscillait entre 37 et 38°. C'est donc au moment de la défervescence que les ulcérations avaient fait leur apparition.

Le 10 novembre, le malade a une poussée fébrile, qui fait monter le thermomètre à 40°, mais ne dure que quarante-huit heures, On doit l'attribuer à la reprise un peu hâtive de l'alimentation et à la constipation, qui dure depuis trois jours. Un lavement produit une grande débâcle qui est suivie du retour à l'apyrexie.

Le malade quitte le service, complètement guéri, le 3 décembre 1898.

L'examen bactériologique de l'ulcération par les cultures n'a permis de constater que la présence d'un seul microbe pathogène : le staphylocoque doré.

OBSERVATION IX (résumée)

Fièvre typhoïde abortive. — Réaction agglutinante de Widal retardée. — Une ulcération du pilier antérieur permet de faire le diagnostic.

P...., âgé de vingt-quatre ans, valet de chambre, entré dans le service de M. le Docteur Letulle, à Boucicaut, le 12 avril 1899.

On ne relève rien de spécial dans les antécédents héréditaires. Le malade a eu une pleurésie gauche à l'âge de 12 ans.

Maladie actuelle. — Le 3 avril au soir P..., qui s'était bien porté toute la journée et les jours précédents, est pris de céphalée violente et d'un malaise général. Insomnie. Pendant huit jours, l'état reste le même sans notable changement. Fièvre, courbatures généralisées, faiblesse des jambes, inappétence. Pas de vomissements, pas de diarrhée, pas de constipation. Il n'y a eu ni épistaxis, ni bourdonnements d'oreille. Aucun symptôme thoracique : ni toux, ni point de côté, ni dyspnée. Pas de coryza.

Le début de la maladie fut donc caractérisé essentiellement par une fièvre persistante, de la céphalée, de la courbature, de l'inappétence.

Le 10 avril, c'est-à-dire huit jours après les premiers accidents, un médecin de la ville fait le diagnostic de grippe et conseille, vu la persistance de la fièvre, de conduire le malade à l'hôpital.

A son entrée le malade paraît peu abattu. Il répond nettement aux questions posées. La température vespérale est de 39°, 4. On examine les divers appareils.

Le malade tousse un peu. Pas de dyspnée. Légère submatité avec

rudesse de l'inspiration au sommet droit en arrière. Sibilances à la
base gauche.

Inappétence. La langue est sale. Pas de vomissements. Pas de
diarrhée, pas de constipation. Le ventre n'est ni ballonné, ni douloureux à la pression. Le foie n'est pas augmenté de volume. La
rate paraît légèrement hypertrophiée. On croit voir deux ou trois
taches rosées lenticulaires.

Pouls 88. L'auscultation du cœur ne révèle rien de spécial.

Pas d'albumine dans les urines.

Le testicule droit est atrophié. Le malade aurait eu pendant son
service militaire une orchite sans uréthrite, qui fut suivie rapidement d'atrophie testiculaire. A cette époque il y avait à son régi-
ment une épidémie d'oreillons, et lui-même a eu pendant quelques
jours des douleurs en avant de l'oreille.

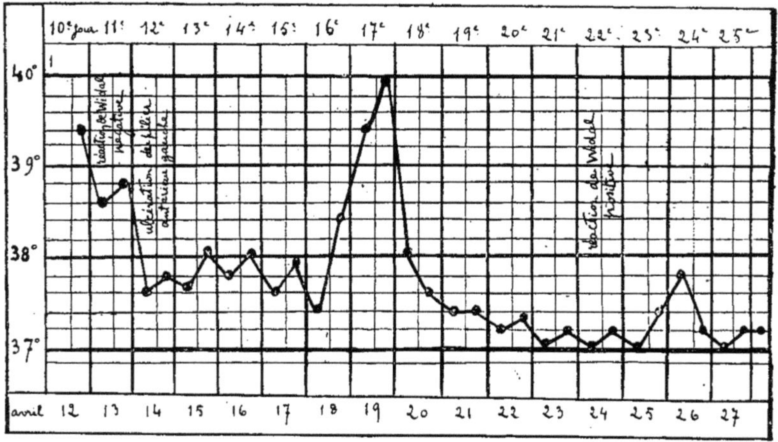

13 *avril.* T. M. 38°, 6. T. S. 38° 8. La céphalée et l'insomnie persistent. On recherche la réaction agglutinante, mais l'épreuve reste
négative.

14 *avril.* T. M 37°, 6. T. S. 37°, 8. On aperçoit sur le pilier antérieur gauche, tout à fait à la partie supérieure, une ulcération superficielle arrondie, grande comme une pièce de cinquante centimes,
gris-rosée, nettement limitée. On ne l'avait pas remarquée la veille,
bien que la gorge eût été examinée.

16 *avril.* T. M. 37°, 8. T. S. 38°. L'ulcération persiste, elle est
grisâtre.

18 *avril.* T. M. 37°, 4. T. S. 38°, 6. Il n'y a plus ni céphalée, ni
insomnie. L'ulcération commence à regresser.

19 *avril*. La recrudescence fébrile constatée la veille au soir s'accentue. T. M. 39°, 4. T. S. 40°. Le malade n'avait rien mangé et ne boit toujours que du lait. L'auscultation de la poitrine ne révèle rien d'anormal. L'ulcération du pilier antérieur gauche est en voie de cicatrisation. Un verre d'eau de Sedlitz.

20 *avril*. La température est redescendue brusquement à 38° le matin et 37°, 6 le soir. L'ulcération continue à ce cicatriser.

24 *avril*. La place de l'ulcération n'est plus marquée que par un léger dépoli de la muqueuse. T. M. 37° T. S. 37°, 2. Pouls 64. Urines 2 litres 1/2. On recommence l'épreuve de la séro-réaction qui est nettement positive, à 1 p. 20. A 1 p. 10 les amas se forment presque instantanément.

Le 1ᵉʳ mai le malade recommence à manger.

Nous avons tenu à joindre, au dernier moment, cette observation aux précédentes, bien que nous n'ayons vu personnellement le malade que l'ulcération du voile une fois guérie. Elle montre bien le service que peut rendre l'exulcération de Bouveret-Duguet pour l'affirmation du diagnostic de fièvre typhoïde. Quand le malade était entré dans le service, il était à la fin d'une fièvre continue qui tourna court dès les premiers jours d'hôpital, laissant les esprits indécis sur le diagnostic. Le médecin de la ville avait porté celui de grippe. L'histoire de la maladie et notamment certains symptômes tels que l'insomnie, la persistance de la fièvre, puis sa chute en échelons, l'hypertrophie de la rate, les taches rosées lenticulaires, étaient bien plutôt en faveur du diagnostic de dothiénentérie. Malheureusement la recherche de la séro-réaction de Widal resta négative, laissant tout au moins le diagnostic en suspens. L'apparition de l'ulcération du pilier antérieur ne suffit pas à entraîner la conviction de chacun, et, quelques jours après, le malade nous fut présenté comme ayant eu une ulcération de Bouveret-Duguet au cours d'une maladie qui pouvait ne pas être la fièvre typhoïde. On parlait de grippe ou de tuberculose au début. C'est alors qu'on rechercha de nouveau la séro-réaction, qui fut cette fois nettement positive à 1p.20.

Nous n'avons pas la pensée de faire la moindre critique du

séro-diagnostic de Widal. Tous les jours il rend à la clinique les plus grands services, et, recherché de la façon qu'a indiquée l'auteur de la méthode, il ne s'est jamais montré en défaut. Mais la séro-agglutination peut ne se montrer que tardivement, si bien que, dans certains cas, on doit appuyer son diagnostic uniquement sur les phénomènes cliniques. Si alors on se trouve en présence de l'ulcération des piliers du voile, on peut affirmer sans hésitation l'existence d'une dothiénentérie. Qu'importe si le sérum du malade n'agglutine pas les bacilles typhiques ! Ce qui n'a pas lieu aujourd'hui se fera demain. M. Widal a depuis longtemps attiré l'attention sur les faits de séro-réaction retardée. Ils ne sont pas très rares. Stern, Violle n'ont observé l'agglutination qu'au seizième jour, Widal et Sicart au 22°, Pick au 34°. Breuer, Thoinot et Cavasse n'ont eu une fois la séro-agglutination que dans une rechute, Blumenthal qu'au deuxième jour de la convalescence, MM. Achard et Bensaude qu'au sixième jour de l'apyrexie, etc.

Tous ces faits de « séro-diagnostic » retardé ne sont pas en désaccord avec la conclusion de la première communication de Widal : « Un résultat négatif obtenu avec le sérum d'un malade suspect fournit une probabilité contre le diagnostic de fièvre typhoïde, mais ce n'est qu'une probabilité, surtout si la recherche a été faite dans les premiers jours ; l'examen doit être répété les jours suivants. La probabilité est d'autant plus grande que l'examen est pratiqué à une époque plus avancée de la maladie. » Cette conclusion reste toujours vraie. Mais nous croyons, pour notre part, que l'existence de l'ulcération de Bouveret-Duguet permet de poser un diagnostic immédiat.

ESSAI DE PATHOGÉNIE

Sur les neuf cas d'ulcérations des piliers du voile du palais au cours de la dothiénentérie, que nous venons de rapporter, nous en avons examiné cinq au point de vue bactériologique. Les analyses que nous avons faites nous ont permis de constater cinq fois sur cinq l'absence certaine du bacille d'Eberth à leur surface.

Nous n'y avons même pas rencontré le coli-bacille, ce qui nous a dispensé de faire une différenciation quelconque, d'ailleurs facile grâce à la recherche de la séro-agglutination. Les seuls microbes pathogènes que nous ayons rencontrés (cinq fois sur cinq) sont des staphylocoques, dorés ou blancs, associés ou séparés. Les autres microorganismes dont l'analyse bactériologique par les cultures sur milieux spéciaux nous a révélé la présence sont tous des saprophytes, qui appartiennent plus ou moins à la flore buccale ordinaire. Parmi ces parasites nous mentionnerons seulement ici le saccharomyces albicans, la levure du muguet, que nous avons rencontrée dans deux cas graves de dothiénentérie (Observations I et VI), sans que l'examen de la gorge ait révélé l'existence d'un muguet cliniquement appréciable.

Si nous avions examiné un plus grand nombre de cas, peut-être aurions-nous pu trouver exceptionnellement le bacille typhique. C'est une hypothèse que nous autorisent à faire les recherches de Dwonieglazoff, qui rencontra le bacille d'Eberth deux fois sur trente-sept dans ses recherches sur les microbes de la cavité buccale des typhiques. Mais eussions-nous trouvé ce bacille, cela n'aurait été qu'à un titre exceptionnel, et en tous les cas sa présence n'aurait eu qu'une valeur égale à celle des différents microbes dont l'analyse bactériologique nous a révélé le développement au niveau des ulcérations des piliers du voile. Nous devons donc conclure de nos recherches que la flore de ces ulcérations est essentiellement polymicrobienne.

Ce résultat mérite d'être mis en parallèle avec un autre résultat que nous avons obtenu en ensemençant une parcelle de fausse membrane prélevée au niveau de la luette d'un typhique que nous avons observé et qui présentait d'ailleurs une exulcération d'un des piliers. Il nous a été malheureusement impossible d'en publier l'observation. Cette angine pseudo-membraneuse était due exclusivement au staphylocoque doré. Bien plus, les cultures, faites dans les mêmes conditions et sur les mêmes milieux que pour les autres recherches, se sont toujours montrées beaucoup plus riches et beaucoup plus précoces qu'après les ensemencements faits avec l'enduit léger qui recouvrait les ulcérations.   .

On peut donc dire que si les ulcérations des piliers du voile du palais dans la fièvre typhoïde ne paraissent pas dues à l'action directe du bacille d'Eberth, elles ne sont pas dues davantage à l'influence exclusive, quoique collective, d'autres microbes. Ces microbes auraient dû, en effet, pousser avec la même vitalité et la même abondance que lorsque, sur un terrain identique, ils font une angine à fausse membrane. Il ne nous semble donc pas téméraire d'affirmer dès maintenant que les ulcérations du voile du palais chez les typhiques ne sont pas dues exclusivement à une infection secondaire. Ce résultat est d'accord avec la clinique qui nous montre que ces ulcérations sont spéciales à la dothiénentérie et ne se rencontrent pas dans les autres pyrexies, où pourtant une infection secondaire analogue serait possible.

Comment va-t-il donc falloir expliquer la pathogénie de ces ulcérations ?

Bouveret, qui le premier les signala, les compare aux lésions qui ont pour siège l'appareil lymphatique de l'intestin, et se demande si ces pertes de substance de la muqueuse n'ont pas leur point de départ dans les follicules lymphatiques du pharynx.

« Ces follicules, dit-il, sont fréquemment atteints au moins de congestion dès les premières périodes de la dothiénentérie ; de cette congestion résulte le gonflement des amygdales et l'angine érythémateuse ; il n'est pas invraisemblable que la lésion légère et superficielle, dans la grande majorité des cas, puisse quelquefois aller jusqu'à l'ulcération. »

Cette opinion de Bouveret tend donc à attribuer à l'infection typhique elle-même, qui a d'une façon certaine une grande prédilection pour les organes lymphoïdes (Siredey), l'exulcération du voile du palais.

Dérignac, Dreyfus-Brisac, Cahn, Wagner ont une opinion analogue. Cette pathogénie nous paraît cependant incomplète. Elle a le tort de ne pas tenir assez compte de l'anatomie normale. De tout le pharynx, en effet, et en particulier de l'isthme du gosier, en y faisant entrer les amygdales et la base de la langue, il n'y a pas de région où les follicules lymphatiques soient si peu nombreux qu'au niveau des piliers antérieurs du pharynx. (Voir thèse de Barth.) Pour ne parler que de l'isthme du gosier, la luette, la base de la langue, les amygdales, les piliers postérieurs, où M. Barth signale une véritable amygdale accessoire, sont beaucoup plus riches en tissu lymphoïde que les piliers antérieurs. En outre, le seul examen anatomo-pathologique que nous possédions, celui de Launois, nous montre également l'absence de follicules clos au niveau de l'ulcération typhique du voile. Il faut donc se résoudre à admettre que la part prise par les organes lymphoïdes au processus typhique n'est pas suffisante à elle seule pour expliquer la pathogénie des ulcérations des piliers du voile du palais.

Elle intervient pourtant dans le mécanisme qui crée ces exulcérations. Si tous les histologistes sont d'avis que dans l'évolution du processus typhique les altérations atteignent leur

-maximum de développement dans les organes lymphoïdes, ils -reconnaissent en même temps que « dans l'intestin on saisit déjà par une transition insensible le passage du tissu réticulé au tissu conjonctif lâche qui forme la couche sous-muqueuse, que certains petits follicules de la langue, du larynx, ne consis- tent réellement que dans la disposition aréolaire de quelques fibres lamineuses, et que ces nuances se perdent peu à peu dans les couches voisines ». M. Siredey, à qui nous empruntons cette citation, dit plus loin : « Il n'est pas surprenant de constater dans l'évolution du processus typhique le passage presque insensible des lésions au tissu conjonctif des divers organes. » Si donc il n'existe pas de follicules clos, tout au moins en nombre important, au niveau des piliers antérieurs, on n'est pas en droit néanmoins de séparer les altérations qui s'y produisent du processus général, qui fait que dans la fièvre typhoïde les organes lymphoïdes soient surtout atteints.

Resté à expliquer pourquoi les piliers antérieurs, qu'on ne peut considérer que comme des organes lymphoïdes tout à fait rudimentaires, sont le siège des ulcérations que nous avons étudiées, plutôt que les amygdales par exemple, ou les piliers postérieurs.

Il semble, d'une manière générale, que dans la fièvre typhoïde l'isthme du gosier soit un « locus minoris resistentiæ ». C'est ainsi que Duguet a bien montré que c'est surtout à son niveau que se développe chez les typhiques le muguet, alors que le reste de la bouche reste indemne. Ce qui est vrai pour le muguet ne l'est pas moins quand il s'agit des ulcérations qui nous ont occupé.

Pour expliquer le siège de leur localisation, M. Devic insiste avec juste raison sur la pression que subissent les piliers anté- rieurs par la base de la langue, l'organe étant en repos, le sujet occupant le décubitus horizontal.

D'après cette opinion on devrait donc rattacher, en patho- logie générale, les ulcérations des piliers du voile dans la fièvre typhoïde, au grand groupe des ulcérations par compression,

par usure, et dont la peau fournit les exemples les plus nombreux. Les escarres cutanées par compression s'observent fréquemment. Si certaines maladies y prédisposent, comme celles
qui ont pour localisation principale le système nerveux (apoplexie
cérébrale, decubitus acutus) on ne saurait méconnaître que
quelle que soit l'affection initiale, pour peu que l'organisme soit
considérablement débilité et la nutrition des tissus profondément altérée, on est exposé à observer ces sortes de gangrènes
directes indifféremment sur toutes les régions du tégument
qui supportent soit une pression accidentelle, soit une notable
partie du poids du corps ; leurs sièges de prédilection sont au
niveau des saillies osseuses, dans les points où les agents méca-
niques trouvent, dans un plan rigide sous-jacent, les meilleures
conditions pour se manifester : les ischions, les trochanters, la
crète iliaque, la crète sacrée, les épines vertébrales, les tubé-
rosités humérales, les condyles internes des fémurs, les malléoles, les calcanéums sont, on le sait, les localisations les plus
fréquentes de ces accidents cutanés. Survenant souvent rapidement quand le système nerveux est directement en jeu, au
bout d'un certain temps dans d'autres cas, par exemple dans la
dothiénentérie elle-même, ces ulcérations par compression
sont influencées plus ou moins par des causes accessoires,
comme le prouvent les résultats des traitements préventifs ou
curatifs qu'on leur oppose. Il est certain, en effet, que si les
applications du matelas d'eau ou d'air remédient directement
à la compression exagérée que subissent des tissus dont la
nutrition est profondément altérée, l'entretien de la peau dans
un état aussi propre et aussi aseptique que possible, rend plus
rare leur apparition et, en tous les cas, diminue considérablement leur extension.

Ces ulcérations par usure ne sont pas toujours cutanées. C'est
ainsi que dans l'athrepsie on les observe non seulement au
niveau de la peau (talons, malléoles internes, parties latérales
des pieds), mais encore dans la bouche elle-même (ulcération
du frein de la lèvre inférieure, ulcération du frein de la langue

plaques ptérygoïdiennes). Quand, ayant vu les ulcérations ptérygoïdiennes qu'a si bien décrites Parrot chez les athrepsiques, on a l'occasion d'observer les ulcérations typiques des piliers du voile du palais chez un dothiénentérique, on ne peut s'empêcher d'être frappé de leur remarquable analogie. Il y a cependant entre elles une différence de siège évidente, mais c'est précisément à cause de cette différence qu'on peut appliquer, aux unes comme aux autres, au moins en partie, une pathogénie identique. Chez les typhiques, c'est la base de la langue qui comprime et use les piliers antérieurs, comme aussi les piliers antérieurs usent quelquefois la muqueuse linguale (Devic). Chez les athrepsiques, au contraire, l'usure se produit à la partie postérieure de la voûte palatine, là où la saillie des apophyses ptérygoïdiennes expose la muqueuse aux frottements de la langue pendant la succion (Parrot).

A l'usure que produit la base de la langue, on peut, croyons-nous, ajouter une autre cause pour expliquer la localisation des ulcérations typhiques sur les piliers antérieurs du voile. On sait que l'infection typhique agit sur la salive, dont elle diminue considérablement la quantité (Hoffmann). Il en résulte non seulement la sécheresse de toute la paroi buccale, qui rend son revêtement épithélial beaucoup plus fragile, mais encore une diminution très marquée des mouvements de déglutition, d'où l'immobilité relative des piliers du voile. La sécheresse, l'immobilité relative, la compression que subissent les piliers antérieurs nous paraissent s'associer pour déterminer la localisation des ulcérations qui ont été étudiées dans ce travail.

Voici donc, pour conclure, comment on pourrait comprendre leur pathogénie : les piliers antérieurs du voile sont, comme tout le tube digestif et particulièrement son tissu lymphoïde, exposés spécialement à l'action du bacille d'Eberth, que celui-ci agisse directement par sa présence, ou seulement par ses toxines qui sont certainement nécrosantes. Ce sont elles qui diminuent la vitalité de l'épithélium et qui, grâce à des causes adjuvantes telles que la compression, la sécheresse et l'immobilité relative que ces piliers sont obligés de subir, arrivent à créer l'exulcération, aux progrès de laquelle contribuent les microbes habituels de la bouche.

Il nous reste à fixer la place que doivent occuper les ulcérations des piliers du voile parmi les nombreuses manifestations angineuses qu'on peut observer dans le cours de la dothiénentérie. Cette place se déduira facilement de l'étude d'ensemble que nous allons maintenant esquisser sur les lésions gutturales qui se montrent habituellement ou exceptionnellement dans cette affection.

Parmi ces manifestations gutturales, la plus commune et la plus précoce est l'angine érythémateuse, caractérisée essentiellement par la rougeur de tout le pharynx, des amygdales, des piliers, de la luette. Souvent elle s'étend aussi au larynx. Ordinairement elle ne donne lieu à aucun phénomène subjectif, et le malade ne se plaint nullement de sa gorge. Quelquefois cependant, la dysphagie, la rougeur, le gonflement des amygdales et les phénomènes généraux sont tels, qu'on peut être dérouté par cette angine et croire à autre chose qu'au début d'une fièvre typhoïde. M. Rendu a rapporté un cas de ce genre, dans lequel l'intensité de l'angine et des phénomènes généraux lui avaient fait croire un instant à un érysipèle de la gorge. Mais il est rare qu'il en soit ainsi. Ordinairement, l'angine érythémateuse passerait inaperçue si on n'avait pas soin d'examiner la gorge du malade, même quand il n'attire pas l'attention sur cet organe. Cette manifestation angineuse est si fréquente qu'on doit la rattacher au processus typhique lui-même, comme on rattache à la coqueluche ou à la rougeole les symptômes bronchitiques qui les accompagnent.

La pathogénie, que nous avons adoptée plus haut pour les ulcérations des piliers du voile, nous les fait placer immédiatement à la suite de l'angine érythémateuse. Si les examens qui ont porté seulement sur la surface de ces ulcérations ne nous y ont pas révélé la présence du bacille d'Eberth, il nous est impossible de par la clinique, qui nous les fait observer exclusivement dans la fièvre typhoïde, de les séparer du processus dothiénentérique.

Plus délicate à résoudre est la question des ulcérations pharyngées ou laryngées tardives auxquelles nous avons réservé le nom d'ulcérations de Louis, parce qu'il les signala le premier. M. Duguet a bien montré les nombreuses différences qui les séparent des exulcérations des piliers du voile. D'apparition tardive (3ᵉ ou 4ᵉ semaine), elles siègent ordinairement en bas et sur les côtés du pharynx, et ne sont pas accessibles sur le vivant à l'inspection simple; elles sont multiples et elles sont profondes. Elles ont comme caractéristique d'évoluer malgré leurs dimensions sans donner lieu à des phénomènes subjectifs. Elles sont souvent l'origine de décollements étendus, d'abcès, rétro-pharyngiens ou rétro-amygdaliens, qui évoluent aussi assez silencieusement; elles peuvent provoquer des œdèmes de voisinage et notamment de terribles œdèmes laryngiens. Elles s'accompagnent souvent de lésions analogues du larynx (laryngo-typhus). Il est probable, et beaucoup d'auteurs l'admettent, que ces ulcérations, comme les lésions analogues du larynx (Coyne, Cornil) débutent dans les follicules lymphatiques du pharynx; elles se rattachent donc, au moins primitivement, à la localisation spéciale du virus typhique (bacille et toxines) au niveau des organes lymphoïdes; M. Chantemesse y a d'ailleurs trouvé parfois le bacille d'Eberth, contrairement à l'opinion de Fraenkel qui les attribue toujours à l'action d'un staphylocoque. Il est probable que, consécutivement, les microbes pyogènes prennent une situation prépondérante.

Passons maintenant à l'étude des manifestations angineuses dues nettement et exclusivement à une infection secondaire.

L'érysipèle de la gorge est un accident du décours de la fièvre typhoïde. Il rappelle par son aspect l'érythème du début, quoiqu'il s'en éloigne beaucoup par sa gravité. Les accidents locaux de l'érysipèle semblent avoir d'autant plus d'intensité, que les parties affectées avaient été le siège d'une fluxion préalable (Lasègue). La muqueuse pharyngée ne tarde pas à s'œdématier et cet œdème se propage aux replis aryténo-épiglottiques, d'où la gravité de l'érysipèle secondaire typhique. Il est heureusement rare.

Les angines aphteuses et herpétiques sont tout à fait exceptionnelles; l'herpès guttural, pas plus que l'herpès labial, n'accompagne presque jamais la dothiénentérie.

Les angines pseudomembraneuses se rencontrent plus souvent. Nous en avons observé un cas dû au staphylocoque. M. Renon en a rapporté deux observations dans lesquelles l'infection secondaire était due au streptocoque et au staphylocoque blanc. Les angines diphtériques sont encore mieux connues. Elles ont été signalées par Louis, puis par Forget. Oulmont en a rapporté une petite épidémie qu'il observa dans son service de l'hôpital Saint-Antoine. Elles ne se produisent guère en effet qu'au milieu de foyers d'épidémie diphtéritique; on les rencontre plus souvent dans les hôpitaux d'enfants que dans les hôpitaux d'adultes. La diphtérie secondaire à la fièvre typhoïde a toujours été considérée comme très grave. Chez l'adulte, elle envahit beaucoup plus souvent les voies respiratoires que la diphtérie primitive.

Il nous reste enfin à parler du muguet de la gorge, qui est assez fréquent au cours de la fièvre typhoïde. Il est souvent précoce. Il a été bien étudié par Damaschino et Duguet. Ces auteurs ont fait remarquer qu'il reste ordinairement limité au pharynx sans donner lieu à aucune manifestation buccale. Les sièges de prédilection sont le voile du palais, les piliers, les amygdales, accidentellement le fond du pharynx, rarement les joues et la langue, presque jamais les gencives, ni les lèvres. Ce muguet s'accompagne quelquefois d'une dysphagie exceptionnellement tenace. C'est ainsi que beaucoup des malades qu'observait M. Duguet ne pouvaient même pas avaler les boissons. Le pronostic est bénin. Ce qui prouve une fois de plus combien est exagérée la signification ultra fâcheuse qu'on lui attribue généralement en dehors de la première enfance.

CONCLUSIONS

1° L'ulcération des piliers du voile du palais, signalée chez les dothiénentériques par M. Bouveret et par M. Duguet, est plus fréquente que ne le laisse supposer la lecture des manuels et traités de pathologie interne.

2° Survenant ordinairement à une période rapprochée du début de la fièvre typhoïde, elle peut servir au diagnostic.

3° On ne trouve pas à son niveau le bacille d'Eberth.

4° Les ensemencements faits avec le léger exsudat qui la recouvre révèlent toujours la présence de plusieurs variétés de microbes, parasites ordinaires de la bouche.

On a constaté cinq fois sur cinq l'existence du staphylocoque doré ou blanc.

5° Le saccharomyces albicans peut s'y trouver sans donner lieu à un muguet clinique.

6° Voici comment on peut expliquer sa pathogénie : les piliers antérieurs du voile sont, comme tout le tube digestif et particulièrement son tissu lymphoïde, exposés spécialement à l'action du bacille typhique, ou mieux de ses toxines, qui sont certainement nécrosantes. Ce sont elles qui diminuent la vitalité de l'épithélium et qui, grâce à des causes adjuvantes telles que la compression, la sécheresse et l'immobilité relative que ces piliers sont obligés de subir, arrivent à créer l'exulcération, aux progrès de laquelle contribuent les microbes habituels de la bouche.

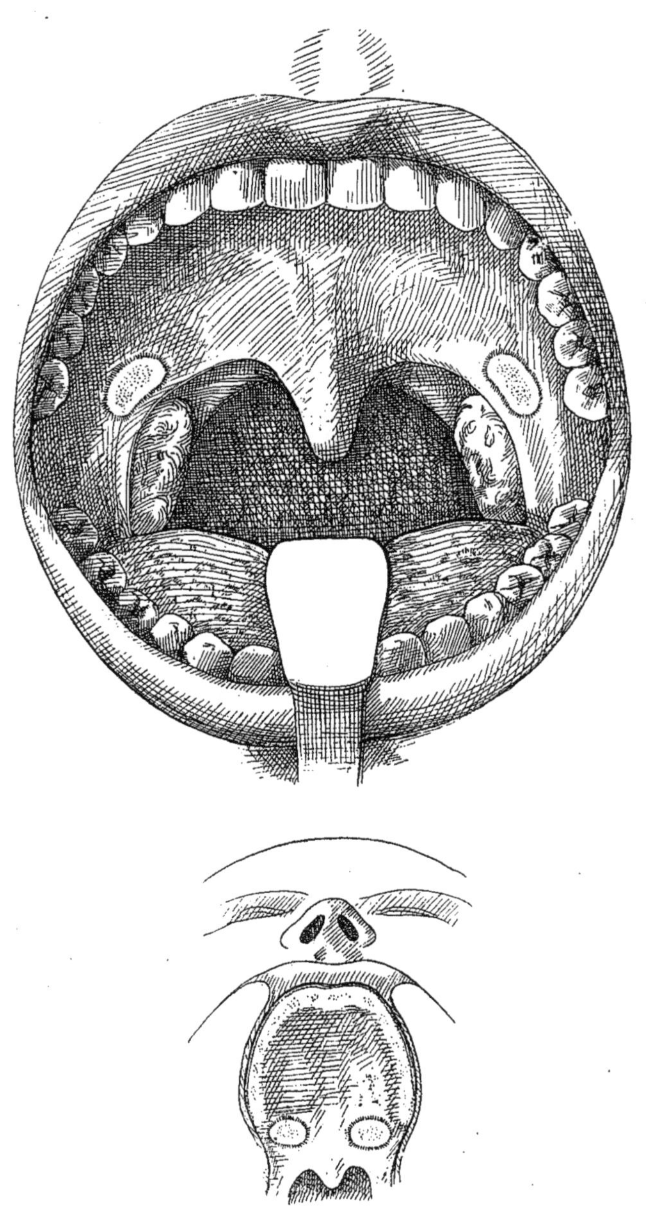

La première figure représente les ulcérations de Bouveret-Duguet dans un cas type (observation IV par exemple).

La seconde figure montre les plaques ptérygoïdiennes de Parrot chez un enfant athrepsique. Elles sont situées plus haut que les ulcérations typhiques (voir page 51).

BIBLIOGRAPHIE

Huxham. — Essai sur les fièvres, 1768.

Forget. — Traité de l'entérite folliculeuse. Paris, 1841.

Louis. — Recherches anatomiques, pathologiques et thérapeutiques sur la maladie connue sous le nom de gastroentérite. Paris, 1829.

Nonat. — (*Revue médicale*, 1843).

Oulmont. — (*Archives générales de médecine*, 1856).

Lasègue. — Traité des angines, 1868. Introduction.

Hoffmann. — Uber die Erkrankungen der Ohren beim Abdominaltyphus (*Archiv. für Ohrenheilkunde*, t. IV).

Bouveret. — Angine ulcéreuse dans le cours d'une fièvre typhoïde (*Annale des maladies de l'oreille et du larynx*, 1876, n° 6, p. 355).

Murchison. — La fièvre tyhoïde, 1878. Traduction Lutaud.

Bonnefond. — Considérations sur l'angine de la fièvre typhoïde. Paris, 1878.

Hardy et Béhier. — Traité élémentaire de pathologie interne, t. IV. Paris, 1880.

Barth. — De la tuberculose pharyngée et de l'angine tuberculeuse. Paris, 1880.

Lecorché. — Études médicales, 1881.

Rappin. — Des bactéries de la bouche à l'état normal et dans la fièvre typhoïde (Thèse de Paris, 1881).

Vaisson. — Du début de la fièvre typhoïde par angine. Paris, 1882.

Duguet. — De l'angine ulcéreuse dans la fièvre typhoïde (*Union médicale*, 1883, n°s 101 et 102).

Féréol, Landouzy, Du Castel, Lacombe. — (*Bulletin de la société médicale des hôpitaux*, 1883).

Derignac. — Étude sur les déterminations de la fièvre typhoïde sur le pharynx et l'isthme du gosier (Thèse de Paris, 1883).

Rappin. — (*Revue médicale de la Suisse romande*, 15 décembre 1883).

Siredey. — Recherches sur l'anatomie pathologique de la fièvre typhoïde Lésions des organes lymphoïdes. Paris, 1883.

Duguet. — Muguet primitif du pharynx dans le cours de la fièvre typhoïde (*Union médicale*, 4 février 1883).

Dreyfus-Brisac. — De l'angine ulcéreuse et du muguet de la gorge dans la fièvre typhoïde (*Gazette hebdomadaire*, 1883, n° 25).

J. Lebrun. — Muguet primitif du pharynx dans la fièvre typhoïde (Thèse de Paris, 1883).

Comby. — Des différentes angines qui peuvent se montrer dans la fièvre typhoïde (*Progrès médical*, 12 mai 1883).

Carrien. — Des angines dans la fièvre typhoïde (*Gazette hebdomadaire des sciences médicales de Montpellier*, 1883).

Schott. — Ueber eine bisher wenig beschriebene Form von Gaumengeschwure die bei dem Typhus abdominalis vorkommen. Strasbourg, 1884.

Wagner. — Zur Kenntniss des Abdominaltyphus (*Deutsch. Archiv. für klinische Medicin*, 1885, t. XXXVII, p. 201).

Cahn. — Ueber Gaumengeschwure bei Typhus abdominalis, 1886, n° 14, p. 218.

E. Fraenkel. — Ueber Abdominaltyphus (*Deutsche medicinische. Wochenschrift*, 1887, n° 6, p. 101).

Chantemesse et Vidal. — Recherches sur le bacille typhique et l'étiologie de la fièvre typhoïde (*Archives de physiologie*, 1887).

Vonwiller. — Zur ulcerösen Angina bei Typhus abdominalis (*Correzpondenz Blatt für Schweizer Arzte*, 1889, n° 18, p. 545).

Massucci. — Étude sur les ulcérations typhiques du voile du palais et du larynx (*Rassegna crit. internat. delle mal. del naso*, janvier 1889).

Renon. — Deux cas d'angine de la fièvre typhoïde (*Gazette des hôpitaux*, 2 août 1892).

Devic. — Des ulcérations superficielles bucco-linguales dans la fièvre typhoïde (*Province médicale*, décembre 1895).

Fohanno. — Même titre (Thèse de Lyon, 1895).

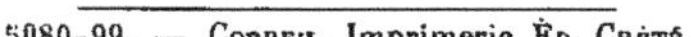